Eric Franklin ▪ Locker sein macht stark

Für meine Frau Gabriela und meine Kinder
Savita, Roshan und Nalini

Eric Franklin

Locker sein macht **stark**

Wie wir durch Vorstellungskraft beweglich werden

Kösel

Dank

Ich danke meiner Familie für ihre Geduld, weil der Papa immerzu beim Schreiben ist. Ich danke all den Menschen, die mich inspirierten: Bonnie Cohen, Andre Bernard, Martha Myers, Zvi Gotheiner, Cathy Ward und vielen anderen sowie den Illustratorinnen Sonja Burger und Katharina Hartmann, die meine Skizzen so trefflich umgesetzt haben. Ich danke meinen Eltern, die mich meine Kreativität ausleben ließen.

ISBN 3-466-34386-0
© 1998 by Kösel-Verlag GmbH & Co., München
Printed in Germany. Alle Rechte vorbehalten
Druck und Bindung: Kösel, Kempten
Umschlag: Kaselow Design, München
Umschlagmotiv: Howard Schatz, New York,
c/o Servicepool M. Enste-Jaspers, Hamburg

1 2 3 4 5 · 02 01 00 99 98

Gedruckt auf umweltfreundlich hergestelltem Werkdruckpapier (säurefrei und chlorfrei gebleicht)

Inhalt

Einleitung: Der Marathonläufer in der Zielgeraden — 9

Fitness — 10
Bewegte Motivation — 12
Stress — 13
Das Erlebnisjournal — 14

Unser Körper denkt mit — 17

Arbeit und Körper — 17
Wie wir über den Körper sprechen — 19
Das Problem-Abo — 21
Mentales Recycling — 23
Bewegung als Genuss — 24
Bewegungsvielfalt — 25
Stimme — 26
Spontaneität — 27
Berührung — 29

Beweglichkeit — 31

Beweglichkeit und Körperbewusstsein — 31
Präsenz in der Bewegung — 32
Wo sitzt die Beweglichkeit? — 33
Alternativen zum Stretching — 35
Fließen hat Kraft — 37

Das belebte Knochenmark	38
Beweglichkeit ist ansteckend	40

Die Kraft der Vorstellung   43

Ein Flug nach Chicago	44
Die Schwingung »weicher Nacken«	44
Der kinästhetische Chip	45
Ressourcen aufbauen	46
Mit allen Sinnen vorstellen	49
Ideokinese	50
Struktur-Hygiene	51
Das wandelbare Gehirn	52
Koordination und Kindheit	53
Die Palette erweitern	54
Die Trainingswirkung des Alltags	55
Die Lockerheit darf bleiben	56
Die Konstruktive Ruhe	58
Bequemes Liegen	60
Gedanken zur Konstruktiven Ruhe	63

Die Körperhaltung   71

Das primäre und sekundäre Skelett	72
Warum hat die Wirbelsäule Kurven?	75
Die Wirbelsäule als Welle	78
Wirbelkörper und Bandscheiben	79
Kiefer und Wirbelsäule	83
Der Kopf sitzt im Sattel	86
Das Rückenmark aufrichten	89
Der Lendendarmbeinmuskel	90

Der befreite Rücken	91
LEA für den Lendendarmbeinmuskel	93
Die Schwerkraft als Freund	98
Vom Ton der guten Haltung	102
Das Steißbein	104

Die Organe entdecken 109

Organe, Skelett und Muskulatur	109
Dickdarm, Becken und Beckenboden	111
Organbewegung	112
Atmung und Organe	113
Das Darmgekröse	116
Die Niere	118
Die Blase	120
Das Herz und die Lungen	125
Das Wunder der intelligenten Zelle	130

Die Atmung 133

Atmung braucht Raum	133
Die Atmung findet in den Zellen statt	138
Lachen befreit den Atem	140

Der Alltag als Trainingsparadies 141

Den Körper aufwecken	144
Das tragbare Fitness-Studio	147
Stehen zum Angewöhnen	149
Aufbauendes Sitzen	154

Das körperfreundliche Büro	157
Zen und die Kunst des Staubsaugens	161
Gehen wie auf Federn	163
Training in der Warteschlange	166
Treppensteigen als Genuss	166
So, wie man einschläft, so wacht man auf	167
Beweglich mit Bällen am Abend	169

Register   **174**

Adressen   **176**

Ein wichtiger Hinweis

Dieses Buch dient der Erlangung von Beweglichkeit, der Information und Selbsthilfe. Es soll jedoch medizinischen Rat nicht ersetzen. Im Zweifelsfall, bei akuten Schmerzen oder bei bestehender Erkrankung müssen für eine korrekte Diagnose und entsprechende Behandlung stets ein Arzt oder eine andere qualifizierte Fachperson aufgesucht werden.

Einleitung

Der Marathonläufer in der Zielgeraden

Heutzutage ist es selbstverständlich, darüber informiert zu werden, wie die Leistungen eines Sportlers oder Managers zu verbessern sind. Wir erfahren jedoch kaum etwas darüber, wie jedermann/frau ungeachtet seiner/ihrer Tätigkeit mehr leisten kann. Doch Bewegungsökonomie und eine gute Haltung sind für den Bäcker oder die Bäuerin genauso wichtig wie für den Spitzensportler.
Beweglichkeit und Lockerheit verbessern die Kraft, weil mehr Gelenke und die dazugehörigen Muskeln zur Verfügung stehen, um eine bestimmte Bewegung auszuführen. Versuchen Sie zum Beispiel einen Speer zu werfen, ohne dabei den Rücken zu bewegen oder gar das Schultergelenk ... Ein Wurf vom Ellbogen wird kaum die Olympialimite erreichen. Zudem führt Unbeweglichkeit zur Überbelastung gewisser Gelenke, während andere durch Nichtgebrauch in Mitleidenschaft gezogen werden. Ein Gelenk, welches nicht gebraucht wird, versteift in erstaunlich kurzer Zeit. Jede Steifheit in unserem Körper muss durch zusätzlichen Kraftaufwand überwunden werden. So wird Energie verschwendet.
Durch Beweglichkeit werden wir nicht nur mehr Kraft, sondern auch mehr Ökonomie in unseren Bewegungen haben. In der idealen Lockerheit erreichen wir mit dem minimalen Kraftaufwand die maximale Bewegungsfreiheit. Das allein ist allerdings nicht genug: Denn eine der wichtigsten »Leistungen«, die es zu verbessern gilt, ist das Wohlgefühl im Körper. Dieses Wissen ist so alt wie die Welt: Wenn der Körper sich wohl fühlt, lassen geistige Höhenflüge nicht lange auf sich warten.
Spitzensportler berichten von Harmoniegefühlen, von Erlebnissen der mühelosen Perfektion bei Höchstleistungen. Beim Anflug der ersten Ermüdung stellt sich der Marathonläufer eine Wolkenbahn unter seinen Füßen vor und ein angenehmer Rückenwind trägt ihn zum Ziel. Rückenwind und Bewegungsfluss können

auch bei weniger spektakulären Leistungen beteiligt sein. Denn was nützt uns alle Geschäftigkeit im Alltag, wenn die Resultate Krampf, Stress und Schmerzen sind? Wenn ich am Morgen die Menschen beobachte, die zur Arbeit fahren, sehe ich eine Überzahl von grauen Gesichtern, verkrampften Körpern, hängenden Mundwinkeln – sehr wenig Begeisterung also. Das Lachen scheint ausgestorben zu sein. Angesichts der relativen Kürze des Lebens und der immensen Möglichkeiten und Freiheiten, die wir in unseren Breitengraden immer noch genießen, ist dies kaum verständlich. Wenn wir irgendwo in Afrika wären, wo die wirtschaftlichen Möglichkeiten gering und die Karrierechancen dünn gesät sind, würde ich einen gewissen Verdruss verstehen. Meist aber sind gerade die Leute in diesen Ländern viel lockerer, und in ihren Gesichtern spiegelt sich ein Lächeln (Grundlos? An den Körpern tragen sie oft nur Fetzen).

Wie ist es möglich, dass Menschen, die viel, viel weniger haben als wir, doch noch gelassener und glücklicher sind (obwohl sich auch das durch den Einfluss der Zivilisation langsam ändert)? Ganz einfach: Sie besitzen weniger und doch viel mehr: Ihre Luxusjacht, ihr Mercedes sitzen hinter ihrer Nase – sie fühlen sich nämlich in ihrem Körper, in ihrer permanenten Wohnung, wohl.

Wenn man sich entspannt fühlt, die Atmung fließt, die Schultern schmelzen, sich ein wohliges Gefühl im Bauch ausbreitet, kann einem auch der größte Verkehrsstau nichts anhaben. Die Erde wurde nicht unter der Bedingung erschaffen, dass eine große Leistung mit Verkrampfung und Atemnot einhergehen muss.

Dieses Buch setzt den Buschmann und Hausmann, die Gärtnerin und Managerin, die Sportlerin und den Sportler gleich. Allen soll geholfen werden, das einzige zu meistern, was es in Wirklichkeit zu meistern gibt: den nächsten Augenblick, und zwar mit Bewegungsfreude und Lockerheit.

Fitness

Es ist 5 Uhr 30 am Nachmittag, wir haben den ganzen Tag im Büro verbracht. Nun ist es Zeit, ins Fitness-Studio zu gehen, Sport zu treiben, Rad zu fahren oder zu schwimmen. Die Ausgangslage: Die Muskeln sind träge, die Gelenke haben nicht viel Nahrung erhalten, das Blut kämpft sich durchs Gewebe, Schlacken sitzen fest. Doch die Befreiung naht, man fährt ins Fitness-Studio, wo Maschinen der ausgeklügeltsten Art warten. Oder es locken Wald und Wiese, Tannenduft und weicher Moosboden. Das Training beginnt – die Muskeln und Gelenke sind zwar nicht vorbereitet und kommen sich eher etwas überrumpelt vor, aber man will ja auch zu einer vernünftigen Zeit wieder zu Hause sein.

Für den Körper heißt es nun, eine Kehrtwendung machen: Den ganzen Tag über schien es, als wäre Bewegung so ausgestorben wie die Dinosaurier, doch auf einmal entbrennt Bewegungswut. Die Muskeln versuchen, so schnell wie möglich Spannkraft zu erzeugen, die Gelenkflüssigkeit hinkt mit Einschmieren hintennach. Das Lymphsystem hat Schlacken angestaut, die es wegen Bewegungsmangel schlecht abtransportieren konnte. Jetzt wird es überrollt, die Schlacken bleiben in der Hektik stecken. Das Herz und die Gefäße erschrecken ob der plötzlichen Belastung, die Bänder leiden unter dem Gleichgewichtsmangel ihres Meisters.

Der Tag war die Zeit des Kopfes, jetzt kommt der Körper dran, aber schnell, eine Stunde, vielleicht mehr, meist etwas weniger oder gar nicht, er soll froh sein, dass er überhaupt noch zum Zuge kommt, denn eigentlich ist man müde und würde lieber essen gehen. Aber etwas Bewegung ist besser als gar keine, es soll gesund sein.

Dabei ist der Mensch gebaut, um sich viel, viel zu bewegen. Der Mensch ist kein Sitz-, Lieg- und Stehapparat, der in der obersten Nussschale einen Computer trägt, den man mit Nahrung versorgen muss.

Nach dem Bewegen fühlt man sich locker, elastisch, durchlüftet, erfrischt und positiv. Wie wäre es, wenn man dieses Gefühl den ganzen Tag hindurch hätte? Plötzliche Bewegungswut während einer Spezialstunde am Abend tut dem Körper gar nicht unbedingt so gut. Denn nicht, was man ab und zu für den Körper macht, sondern was man normalerweise tut, ist entscheidend für die Fitness. Die Zeit in einem Fitness-Studio oder beim Freizeitsport sollte die Fortsetzung eines den ganzen Tag hindurch dauernden Fitness- und Körperbewusstseins sein. Fitness kann man nicht an- und abstellen wie einen Fernseher. Die schlechten Bewegungsgewohnheiten des Alltags lassen sich beim Training nicht einfach ausschalten, sondern werden dadurch nur noch mehr gefestigt.

Geistige und körperliche Fitness lassen sich nicht trennen. Die geistige Funktion basiert auf der Erbanlage plus der Summe der körperlichen Erfahrungen. Ohne die gut funktionierenden Sinnesempfindungen hat das Hirn gar keinen sinnvollen »Input«, um es in Computersprache auszudrücken. Wichtige Inputs sind die Bewegung, der Stellungssinn, das Gleichgewichtsgefühl.

Zudem ist Fitness eine Sache der Einstellung und basiert nicht allein auf bestimmten körperlichen Übungen. Gute Übungen, regelmäßig ausgeführt, sind der Anfang, aber nicht das Ende der Fitness. Fitness-Training darf nicht dazu degradiert werden, die Pille gegen ein hauptsächlich ungesundes Verhalten zu sein. Um wirklich fit zu sein, braucht es, so glaube ich, Freude an der Bewegung. Körperbewusst ausgeführte Hausarbeit, welche übrigens einen großen körperlichen Einsatz erfordert, kann unsere Fitness mehr verbessern als unachtsam ausgeführte Turnübungen. Leider fehlt der Hausarbeit das Teamerlebnis eines Fußballspiels und die soziale Attraktivität des Aerobics. Aber Hausarbeit muss gemacht werden, also weshalb nicht fitnessfördernd?

Bewegte Motivation

Wir besuchen das Fitness-Center oder eignen uns ein Trainingsprogramm an. Dies ist sicher ein guter Start. Was aber ist die Motivation, ins Fitness-Center zu gehen? Die Angst vor Krankheit? Das Wohlgefühl nach dem Training? Der Wunsch, den Körper attraktiv und den Po knackig zu gestalten? Ist der Körper eine Art Werbung, eine Schaufensterpuppe, die gut aussehen muss, um das andere Geschlecht anzulocken? Für diejenigen, welche sich kaum vom Sessel erheben können, werden sehr kurze Fitnessprogramme angeboten: Ein Leben lang fit mit nur einer Minute Training pro Tag. Die Botschaft an den Körper ist Folgende: »Ich möchte mich minimal mit dir beschäftigen, aber das Maximum aus dir herausholen – als wärst du ein Börsenpapier.«

Entscheidend für die Fitness ist jedoch weniger das Was als das Wie. Mit etwas Humor, Lockerheit und Bewusstsein angegangen, kann jedes Training mehr für die Gesundheit tun. Training ist keine Garantie für die Verbesserung der Beweglichkeit oder für das Lösen von Verspannungen. Verkrampftes Üben fördert eine verkrampfte Haltung und Atmung. Immer wieder konnte ich beobachten: Selbst locker atmende Menschen kennen nach Beginn eines Trainings nur noch eines: Ihren wichtigsten Atemmuskel, das Zwerchfell, unter Druck zu setzen. Die Ausführung von Bewegungen sollte, da sind alle einverstanden, mit möglichst viel Ökonomie verbunden sein. Bewegungsökonomie ohne körperliche Präsenz ist aber nicht denkbar.

Ist Körperbewusstsein lediglich ein Modewort? Wenn man während des Trainierens in den Spiegel schaut, ist man nämlich nicht präsent, und erst recht nicht, wenn man auf dem Hometrainer Fernsehsendungen konsumiert, wie es beispielsweise in den USA gang und gäbe ist: In diesem Moment weiß der Körper, dass er nichts mehr gilt, dass er nur noch funktionieren und gut aussehen soll.

Präsenz beim Training entsteht dagegen auf ganz natürliche Weise, wenn man an der Bewegung Freude hat. Etwas zu tun, weil es vom Arzt verschrieben wurde oder aus Angst vor Krankheit, erzeugt keine Bewegungsfreude. Was mit Präsenz getan wird, gelingt besser, ob es nun ums Kuchenbacken geht oder um eine korrekte Kniebeuge. Und mit der Zeit stellt sich etwas ganz und gar Revolutionäres ein: der Genuss an der Bewegung.

Folgende Frage stelle ich mir immer wieder: Wieso rennen alle dem Vergnügen nach, wenn das reinste Vergnügen schon in ihnen steckt: die Bewegung. Nichts ist ermüdender, als etwas zu tun, was einen nicht interessiert. Wer keine Freude an der Bewegung hat, der wird durch das Bewegen sehr schnell müde oder beginnt erst gar nicht damit. Die zweite Frage, die ich mir stelle, lautet: Was ist mit unserer jugendlichen Bewegungsfreude passiert? Was ist mit unserer spontanen Bewegungslust des Kleinkindes passiert? Wurde uns zu oft mitgeteilt, dass ruhig sitzen brav ist und wild herumtollen unartig?

Es kann nicht oft genug betont werden, dass Schönheit und Gesundheit von innen kommen. Ein rein äußerlich aufgebautes Fitness- und Gesundheitstraining lässt einen plötzlich im Stich, fällt ab wie eine schlecht klebende Schale. Die innere Haltung ist so entscheidend wie die äußere Tätigkeit. Eine Fitness, die ein (langes) Leben lang halten soll, baut auf einer inneren Kraft auf. Wir alle kennen Menschen, die gemäß äußerlichen Kriterien nicht die Schönsten sind, aber von innen her Schönheit ausstrahlen. Umgekehrt gibt es »schöne« Menschen, deren Schönheit wie eine Fassade an ihnen klebt. In diesem Buch geht es um die Entwicklung der inneren Kraft, Gesundheit und Schönheit.

Stress

Verspannungen, Rückenschmerzen und Stress kommen nicht von heute auf morgen. Ich behaupte, diese Probleme werden größtenteils durch unser eigenes Verhalten kreiert. Stress ist die unbewusste Entscheidung, auf bestimmte Ereignisse mit zu viel körperlicher und geistiger Anspannung zu reagieren. Die meisten Situationen, die im Alltag Stress auslösen, verlangen jedoch nicht zwingend nach einer solchen Reaktion und hätten lockerer angegangen werden können. Denn in Wirklichkeit begegnen wir unserer eigenen Reaktion, nicht einer unabdingbaren Tatsache (sofern uns nicht ein bengalischer Tiger über den Weg läuft).

Für viele Menschen ist Stress eine Art Fata Morgana, die Illusion, dass mehr geleistet wird, wenn man sich mit Hektik umhüllt. Wer locker und entspannt arbeitet, gibt offenbar nicht sein Letztes. Erschöpfung und gute Arbeitsleistung gehören zusammen wie Siamesische Zwillinge. Ich glaube, dass das Gegenteil der Fall ist: Wer locker und entspannt arbeitet, kann seine Tätigkeit präziser und einfallsreicher ausführen und macht weniger Fehler.

Das Fazit: Stress hat man sich angewöhnt, also kann man ihn sich auch abgewöhnen, ohne weniger zu leisten – im Gegenteil, ohne Stress leistet man mehr und vor allem Jahre länger!

Das Erlebnisjournal

Bevor wir mit dem eigentlichen Übungsteil dieses Buches beginnen, möchte ich dem Leser vorschlagen, in einem Journal jene Erfahrungen, die er während des Übens macht, aufzuschreiben oder aufzuzeichnen. Zeichnungen und Skizzen dürfen aus dem Körpergefühl und ohne Erwartung irgendwelcher Perfektion entstehen. Ich habe erlebt, dass aktives Registrieren des Erlebten den Fortschritt enorm begünstigt. So bleiben jede neue Einsicht, die man hat, und jedes neue Körpergefühl präsenter und bilden die Bausteine für die nächsten weiterführenden Erfahrungen. Oft wird ein neugefundenes Entspannungs- oder Kraftgefühl im Alltag wieder verschwinden. Wenn wir das neue Gefühl aber aktiv beschreiben oder zeichnen, so kann es plötzlich wieder auftauchen und unser Bewusstsein neu beleben. Denn der Körper braucht Zeit und wiederholtes Erleben, um Veränderungen im Ich-Gefühl verankern zu können.

Hier ein Beispiel: Man stellt sich vor, dass die Schultern wie Vanilleeis in der Sonne schmelzen. Die Schultern rutschen in der Vorstellung seitlich am Körper entlang nach unten. Die Nackenmuskeln werden lang und locker, der Nacken wird frei und der Kopf schwebt wie ein Luftballon zuoberst auf der Wirbelsäule. Tatsächlich spürt man eine gewisse Entspannung. Man zeichnet das Erlebnis auf. Nun denkt man eine Weile nicht mehr daran und auf einmal – vielleicht während der Arbeit oder auf dem Heimweg – fällt einem das Bild spontan wieder ein: »Ja – tatsächlich, die Schultern schmelzen wie Vanilleeis, jetzt hab ich's wieder.«

Und vielleicht ist bei diesem zweiten Erlebnis noch eine neue Komponente dabei: »Ich spüre, dass meine Wirbelsäule irgendwie länger ist.« Zu Hause zeichne ich dieses neue Erlebnis auf. Auf diese Weise beschleunige ich meinen Fortschritt enorm, und ich beginne, zu verstehen, wie mein Körper funktioniert: Es scheint, dass sich meine ganze Wirbelsäule verlängern kann, wenn ich die Schultern loslasse.

Es ist spannend und lehrreich, nach einigen Monaten das Erlebnisjournal durchzuschauen und mitzuverfolgen, wie sich im Laufe der Zeit das Körpergefühl verändert hat. Kinder zeichnen viel und verarbeiten auf diese Weise ihre Erlebnisse aus dem Alltag. Leider glauben viele Erwachsene, nicht zeichnen zu können, statt es einfach zu versuchen.

Am besten, Sie beginnen gleich jetzt mit einer Zeichnung von sich selbst. Versuchen Sie, sich einmal von vorn und einmal von der Seite darzustellen. Schließen Sie die Augen, durchqueren Sie Ihren Körper, und machen Sie sich ein Bild von Ihrer Form. Dieses Bild zeichnen Sie nun auf. Jeden Monat wiederholen Sie diese Übung. Sie werden erstaunliche Veränderungen in Ihrer Zeichnung feststellen. Der Körper gibt uns eine Chance, unermessliche Erfahrungen zu machen und grundlegende Dinge über uns selbst und die Welt zu lernen. Dieses Buch soll Ihnen helfen, diesen Weg zu beschreiten.

Unser Körper denkt mit

Viele Menschen füllen einen ansehnlichen Teil ihrer täglichen Gedanken mit unangenehmen Lebensszenarien, was man beispielsweise an der grassierenden Versicherungswut erkennen kann. Anstatt uns für den Krankheitsfall abzusichern, sollten wir uns jedoch vermehrt einer bewusst eingebauten Versicherung zuwenden: dem eigenen Körper. Ich bin davon überzeugt, dass sich diese Aufmerksamkeit dem Körper gegenüber gesundheitsfördernd auswirkt. Sich zu versichern heißt, mit dem unaufhaltbaren Verfall des Körpers zu rechnen. Haben wir also mehr Vertrauen in eine Versicherung als in die Selbstheilungskräfte unseres Körpers? Es scheint so. Sich ruhig hinzusetzen, der Atmung zu folgen und sich vorzustellen, dass im Körper jeden Augenblick dreitausend Millionen Blutkörperchen erfolgreich damit beschäftigt sind, Sauerstoff in die Zellen zu transportieren, tut dem Körper gut. Wir schenken ihm damit positive Aufmerksamkeit. Ich meine, dass jede Zelle in uns spürt, wenn wir kein Vertrauen in unseren Körper haben. Aber können denn alle Zellen spüren, und nicht nur die Nervenzellen? Eine Zelle ohne Kommunikation ist dem Tode geweiht, sie wird nicht mehr ernährt. Jede lebende Zelle in unserem Körper hat demnach die Möglichkeit, sich zu verständigen. Das heißt auch, dass alles, was in unserem Körper vorgeht, sich letztendlich erspüren lässt. Und man hüte sich vor der weitverbreiteten Ansicht: »Nein, das darfst du nicht spüren, denn es ist wissenschaftlich nicht möglich.«

Arbeit und Körper

Wäre es wünschenswert, dass unsere Arbeit, was auch immer sie sei, dem Körper gut tut? Glauben Sie, dass Ihre Arbeit den Körper aufbraucht? Stellen Sie sich ein Leben vor, in dem jede ausgeführte Bewegung aufbauend und erquickend ist. Jedes Mal, wenn Sie sich bewegen, fühlt sich dies angenehm und wohltuend an. Sie freuen sich auf jede Bewegung, weil Sie wissen, dass Sie damit Ihrem Körper etwas Gutes tun. Klingt das in Ihren Ohren wie übertriebenes positives Denken?

Tatsache ist, dass jede Bewegung, die Sie ausführen, eine innere Massage darstellt. Organe, Muskeln, Knochen und Bindegewebe gleiten aufeinander, schmiegen sich aneinander, wenden und drehen sich in einem inneren Tanz und ermöglichen Ihre Beweglichkeit. Ohne diese innere Beweglichkeit wären unsere Bewegungen steif und unbeholfen.

Es ist ein Irrtum, zu denken, dass Beweglichkeit nur durch das Dehnen von Muskeln entsteht. Wir könnten uns gar nicht nach vorn beugen, wenn sich die inneren Organe nicht mitbewegen würden. Die Lunge zum Beispiel ist in einzelne Lappen eingeteilt. Drei davon befinden sich rechts, zwei links (zwei links, weil dort das Herz ebenfalls Platz beansprucht). Wenn Sie sich nach vorn beugen, verschieben sich diese Lappen wie gleitende Seifenschwämme übereinander und erlauben Ihnen, die Form des Brustkorbs zu verändern. Wären die Lungen unbeweglich, wäre Ihr Brustkorb steif wie ein Holzbock. Durch Bewegungsmangel versteifen nicht nur die Muskeln und die Gelenke, sondern auch die Organe und alle Strukturen im Körper. Sie beginnen, sprichwörtlich aneinander zu haften, ihre Gleitfähigkeit nimmt ab. Die Folgen sind nicht nur Muskelverkrampfungen, sondern auch eine schlechtere Verdauung und Kreislaufstörungen. Das Bewegen wird immer schwieriger, so dass mit der Zeit viele Menschen Bewegung als anstrengend und unangenehm empfinden.

Unser Ziel sollte es also sein, die Bewegungsfreude und Beweglichkeit des ganzen Körpers, nicht nur der Muskeln und der Gelenke, wieder aufzubauen. In diesem Zusammenhang werde ich im Folgenden zunächst auf einige Themen eingehen, die mit unserer Einstellung zur Bewegung zu tun haben.

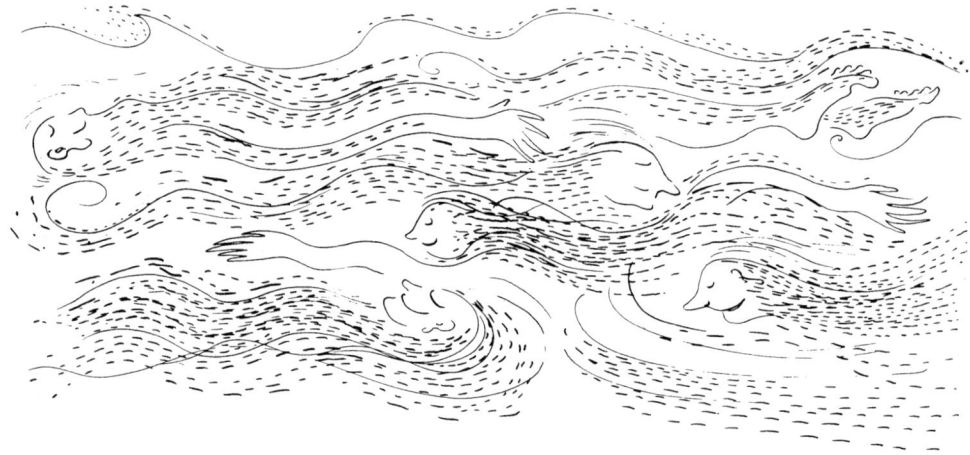

Bewegung als innere Massage

Wir stellen uns vor, dass jede Bewegung, die wir ausführen, uns innerlich massiert. Wir stellen uns die vielen Schichten und Hüllen unseres Körpers vor: unsere Haut, unsere Muskeln mit ihren bindegewebigen Hüllen, unsere Knochen mit der Knochenhaut, unsere Organe mit dem Bauchfell und dem Lungenfell. All diese können sich bewegen, aufeinander gleiten und sich verschieben. Wir stellen uns vor, dass dieses innere Gleiten eine angenehme Massage für das Gewebe darstellt. Jede Bewegung führt so zu einem inneren Wohlgefühl.

Wie wir über den Körper sprechen

Immer wieder fällt mir auf, dass die meisten Menschen, wenn sie über ihren Körper sprechen, sich negativ äußern: »Heute tut mir das Kreuz weh und der Schmerz im Knie will nicht nachlassen.«

Im Gegensatz dazu ist es für viele Menschen befremdend, wenn man sich allzu positiv über seinen Körper äußert: »Heute bin ich quicklebendig, jede Sehne und jeder Muskel fühlt sich elastisch an, meine Gelenke sind geschmeidig und haben Bewegungslust!« Falls diese Aussagen auf Sie zutreffen, so gratuliere ich Ihnen. Die meisten Menschen reagieren aber auf solche Äußerungen mit einem milden Lächeln: Wer so spricht, ist ein komischer Kauz und nicht ganz dicht im oberen Stübchen.

Ich möchte hervorheben, dass es hier nicht darum geht, körperliche Gebrechen zu ignorieren oder zu beschönigen. Ärztliche Behandlung ist in diesem Fall unerlässlich. Vielmehr möchte ich betonen, dass ein Zusammenhang besteht zwischen unserer körperlichen Gesundheit und dem, was wir in unserem Körper an Erlebnissen bewusst hervorheben. Spüren wir nur das Negative heraus, tritt dies in den Vordergrund und wird gefördert. Spüren wir aber auch das Positive, so wird es ebenfalls gefördert und das Negative kann davon profitieren. Es ist fast wie bei einer Talentshow: Anstatt nur die schlechten Auftritte zu bemängeln, freuen wir uns über die hervorragenden Entdeckungen.

Hoffnung ist auch Medizin. Seinem Körper einzuschärfen, dass sein Zustand hoffnungslos ist, raubt ihm die Hoffnung auf Heilung. Diese Anschauung muss nicht weltfremd sein. Man akzeptiert die Realität, schätzt seine Ausgangslage realistisch ein und tut sein Bestes, durch eigenes Denken und Vorgehen die Situation zu verbessern. Auch für jemanden, der sich in einem schlimmen körperlichen Zustand befindet, lässt sich irgendwo ein Gelenkchen oder eine Muskelfaser finden, die sich geschmeidig und mit Freude bewegen. Von dieser noch so kleinen Basis aus kann ein neues Körpergefühl entstehen, denn Bewegungsfreude ist ansteckend.

Körpererzählungen

Welche Empfindungen haben Sie in diesem Augenblick in Ihrem Körper? Überlegen Sie einmal, was Sie einem guten Freund über Ihren Körper erzählen würden. Stellen Sie sich folgende Fragen:
1. Wo spüre ich einen Druck oder einen Schmerz?
2. Welche Stellen in meinem Körper fühlen sich nicht angenehm an?
3. Gibt es eine Stelle, die sich angenehm anfühlt?
4. Gibt es eine Stelle, die sich sogar wohlig anfühlt?
5. Kann ich dieses angenehme/wohlige Gefühl genauer beschreiben?
6. Was passiert, wenn ich die angenehme Stelle der unangenehmen gegenüberstelle? Kann die unangenehme Stelle etwas von der angenehmen lernen?

Erlebnis: Das Angenehme als Rettung

Ich spüre einen Druck im unteren Rücken rechts. Ein Muskel fühlt sich dort verkrampft an. Wenn ich den Rücken strecke, so verspüre ich einen gewissen Schmerz. Meine Atmung im vorderen Teil des Brustkorbs fühlt sich angenehm an, sehr luftig und weich wie ein mit Daunen gefülltes Seidenkissen. Ich versuche nun, beide Stellen gleichzeitig zu spüren, die verkrampfte und die luftige. Ich stelle sie gedanklich einander gegenüber. Ich merke, dass der verkrampfte Muskel sich tatsächlich vom luftigen Kissen inspirieren lässt. Er tut immer noch etwas weh, aber er ist schon viel weicher. Ich bleibe mit meiner Konzentration auf der weichen und auf der ... ja wo ist denn jetzt die verkrampfte Stelle ...?

Ich behaupte nicht, dass es immer so gut geht wie oben beschrieben, aber lassen Sie sich überraschen. Schreiben Sie Ihre Gedanken in Ihrem Journal (siehe auch Seite 14f.) auf, und wiederholen Sie diese Übung so oft, wie Sie wollen. Nutzen Sie auch unerwartete Verweilzeiten wie Zug- oder Busfahrten zum Üben.

Körperwünsche

Wir schlagen eine neue Journalseite auf und schreiben oben Folgendes hin: »Wünsche für meinen Körper.« Darunter machen wir eine Liste all der Dinge, welche wir uns für unseren Körper wünschen. Dabei sollten wir diese Wünsche positiv formulieren. Also:
1. Lockere Schultern
2. Elastischer Rücken
3. Tiefe Atmung
4. Quicklebendige Füße
5. ... und was auch immer Ihre Wünsche sind.

Das Problem-Abo

Die Umwandlung unserer Einstellung zum Körper ist ein entscheidender Schritt zur Heilung eines körperlichen Problems. Viele Menschen gehen zur Behandlung, aber die Probleme verschwinden nur für kurze Zeit, wenn überhaupt. Frage ich eine Gruppe Physiotherapeuten während eines Kurses, ob sie Klient/Innen mit dem »Problem-Abonnement« kennen, sehe ich lauter nickende Köpfe. Das heißt: Wenn das Knie kuriert ist, dann ist eben im nächsten Monat der Fuß dran und dann der Rücken und so fort. Ich meine, dass wir im Kopf grundlegend umschalten müssen, wenn wir uns wirklich vom »Abo« befreien wollen.

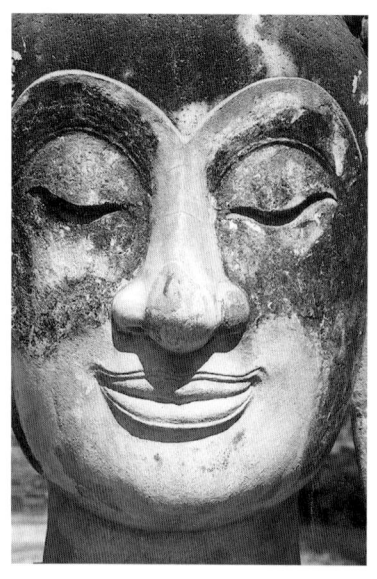

Als Erstes gilt es, wieder Vertrauen in die Selbstheilungsfähigkeit des Körpers zu gewinnen und zu entdecken, dass Bewegung Spaß macht. Der Körper kann die unglaublichsten Kräfte mobilisieren, aber nur, wenn wir sie durch unsere Einstellung fördern. Wir müssen lernen, die Freude im Körper wieder zu entdecken, und zwar bis in unsere Körperzellen hinein. Entspanntes und lockeres Bewegen ist das Lachen des Körpers.

Nun behaupte ich nicht, dass dies einfach ist. Denn viele Menschen haben auf schmerzhafteste Weise die umgekehrte Erfahrung gemacht: Bewegen tut weh, und ein langer, erfolgloser Kampf mit dem Schmerz ist nicht gerade motivierend. Ein erster Schritt darin besteht, sich zu überlegen, was einem der Schmerz oder das Problem an Positivem gebracht hat. Obwohl jeder Mensch verschiedene Erfahrungen mit seinen körperlichen Problemen macht, glaube ich, dass eine enorme Konzentrationsfähigkeit entstehen kann: Der zerstreute Geist wird durch den Schmerz auf ein Ziel konzentriert: »Was muss ich machen, um gesund zu werden?« Oft werden Menschen dadurch auf ganz neue Lebensbahnen gelenkt. Das eigene Verhalten wird hinterfragt, der Sinn des bisherigen Tuns angezweifelt. Die Ziele werden neu gesteckt, das Wichtige vom Unwichtigen getrennt. Man spürt, dass niemand den eigenen Körper so gut kennen kann wie man selbst. Und je mehr Interesse wir am Erleben des eigenen Körpers zeigen, desto mehr Erfolg werden wir mit und durch ihn haben.

Die Zellen lachen

Stellen Sie sich vor, dass jede Ihrer Körperzellen ein Gesicht hat (das Foto zeigt das innere Lächeln des Buddha). Wie sieht dieses Gesicht einer Zelle aus? Lacht es, weint es, ist es mürrisch, misstrauisch oder fröhlich und hell? Haben die Zellen überall im Körper dasselbe Gesicht? Gibt es Zellen in Ihrem Körper, die laut lachen können? Entsteht ein Riesenchor von lachenden, jauchzenden und singenden Zellen? Zeichnen Sie Ihre Erfahrungen in Ihrem Journal auf.

Mentales Recycling

Es gibt nicht nur materielle Verschwendung, sondern auch geistige. Anstatt uns mit wohlwollenden und aufbauenden Gedanken aufzutanken, belasten wir uns mit geistigem Müll. Zum Glück gibt es nicht nur Recycling für den Küchenabfall, sondern auch für unsere geistigen Missgeschicke. Es geht darum, den sich über einen Tag hinweg aufbauenden kleineren oder größeren Berg von Zweifeln, Ärger, Angst, Neid und Missgunst umzuwandeln. Denn diese Gefühle schaden uns selbst am meisten. Jedes Mal, wenn wir uns über jemanden ärgern, zucken unsere eigenen Körperzellen sprichwörtlich zusammen und laden sich so mit unnötiger Spannung auf. Wir vergessen, dass jede gedankliche Schwingung, die wir aussenden, zuerst uns selbst trifft (sie wird ja in uns kreiert), bevor sie sich auf jemand anderen richten kann. Zum Glück gibt es da den Negasauger.

Negasauger

Diese Übung ist vor dem Schlafengehen sehr zu empfehlen, um sich vor der Nachtruhe von unnötigem Ballast zu befreien. Meist wird auf diese Weise der Schlaf tiefer und erholsamer.

Wir sitzen oder legen uns bequem hin und stellen uns vor, dass uns ein liebenswürdiger Negativsauger zur Verfügung steht. Dieser Negasauger hat die Fähigkeit, ähnlich einem Staubsauger negative Gedanken abzusaugen und in harmloses Gedankenpüree umzuwandeln. Dieses Gedankenpüree ist dann der Nährboden für wohlwollende und aufbauende Gedanken, symbolisiert durch Blumen.
Die negativen Gedanken verlassen den Körper als eine Art Ruß oder schwarzgrauer Rauch oder wie Sie sich das am liebsten vorstellen möchten. Der Sauger kann sich auch auf bestimmte Körperregionen konzentrieren, aber im Allgemeinen muss er am ganzen Körper wirken: Der Negasauger beginnt bei unseren Füßen, saugt dort allen negativen Ruß und Rauch ab, steigt zu den Knien und zum Becken hoch, und auch dort gelingt es ihm, das Negative aus dem Körper zu ziehen. So schwebt er langsam über unseren Körper nach oben bis zum Scheitel. Ruß, schwarzer Rauch, verklebte und verkeilte Gedankenfetzen,

einfach alles, was wir an Negativem aufgeladen haben, wird konsequent dort aufgesogen.

Vielleicht will der Negasauger über einer Stelle verweilen, um dort so richtig wirken zu können. Wir können uns vorstellen, wie der Ruß aus jedem Körperteil, ja aus jeder Zelle austritt und von jeglichen Schlacken befreit.

Wir stellen uns vor, wie der Negastaub in den Negabeutel geht und dieser im Boden begraben wird. Aus diesem Boden sprießen wunderschöne Blumen. Sie haben eine frohe Ausstrahlung, sogar lächelnde Blumengesichter.

Bewegung als Genuss

Leben ist Bewegen. Wieso also nicht diese Tatsache genießen? Niemand wird uns daran hindern, außer wir selbst. Auch wenn wir nur noch den kleinen Finger bewegen könnten, wäre es einen Versuch wert, sich daran zu freuen.

Bewegung genießen

Stellen Sie sich folgende Frage: »Gibt es irgendeine Bewegung, die ich jetzt gerne machen würde? Gibt es irgendein Recken oder ein Strecken, ein Gähnen oder ein Seufzen, das jetzt gerade gut tun würde?« Führen Sie einige genüssliche Bewegungen aus wie eine Katze, die sich nach einem Schläfchen dehnt.

Die Sinne aufwecken

Für diese Übung brauchen wir einen Partner, der uns in einem Zimmer, das möglichst voll von interessanten Gegenständen ist, herumführen soll. Wir schließen die Augen oder binden ein Tuch um die Augen. In diesem Experiment wollen wir uns auf das Spüren beschränken und nichts sehen.

Unser Partner nimmt unseren Zeigefinger und führt uns zu verschiedenen Objekten. Wir ertasten sie mit unserer Fingerspitze und versuchen zu spüren, um welches Objekt es sich dabei handelt.

Nach etwa fünf bis zehn Minuten öffnen wir die Augen und schauen, wie sich unser Körper fühlt. Durch das intensive Spüren kann es sein, dass wir ein neues Körpergefühl entdeckt haben.

Bewegungsvielfalt

Bewegungsübungen, welche mit der Absicht ausgeführt werden, das Angenehme im Körper zu entdecken, erfrischen und stärken mehr als rein zweckgebundenes Üben. Obwohl der Körper für tägliches Bewegen gebaut ist, verbringen leider viele Menschen ihren Tag sitzend im Büro oder halbliegend vor der Flimmerbox. Dabei kann kein Tier so viele Bewegungen ausführen wie der Mensch: Wir können beispielsweise wie ein Krokodil kriechen, doch das Kroko kann nicht wie ein Mensch gehen.
Das spontane Bedürfnis nach Bewegung lässt sich dagegen besonders gut bei Kindern im Spielen, Balgen und Raufen beobachten. Bei Tierkindern ist es sogar so, dass sie sich manchmal in Gefahr begeben, nur um die Chance zu bekommen, zu spielen, sich zu necken oder sich in einem Haufen zu tummeln. Solche Spontaneität der Kinder passt in vielen Situationen nicht ins Konzept der Erwachsenen. Unsere Räume sind so eingeteilt, dass sie Spontaneität und Kreativität verhindern. Wo früher ein Wäldchen stand, mit vielen naturgegebenen Spielmöglichkeiten in unendlicher Vielfalt, gibt es nun einen Spielplatz aus dem Katalog. Der Bach liegt unter Zement, es ist sauberer so. Es gibt Abteilungen für alles: Einzelsitze in den Transportmitteln, riesige Gebäude mit vielen einzelnen Wohnzellen, die Kinder gehen früh in ihre einzelnen Betten, damit sie lernen, selbständig zu sein, ohne je zu sich selbst gefunden zu haben.

Rücken-Erlebnis

Mein Rücken fühlte sich angespannt an, und deshalb wollte ich eine Lockerungsübung ausführen. Da ich zur Vorbereitung auf dem Boden lag, sprangen meine Kinder auf mich, und wir begannen ein spielerisches Raufen, das etwa zehn Minuten dauerte. Danach stellte ich zu meinem Erstaunen fest, dass mein Rücken wunderbar locker war. Ich hatte am eigenen Leib die therapeutische Wirkung des Balgens erlebt.

Kinder bewegen sich mit einer Riesenfreude auf erstaunlich vielfältige Weisen, bis ihnen offenbar beigebracht wird, dass eine gute Erziehung und brav sein mit weniger Bewegung zu tun haben. Die Folge ist, dass Millionen von Gelenken jeden Tag danach dürsten, mindestens bei einer kleinen Gelegenheit ihre Künste zu beweisen. Wir aber geben ihnen kaum eine Chance dazu. Doch im Körper gilt: Was nicht gebraucht wird, baut sich ab. Wenn sich der Mensch nun endlich entscheidet oder vom Arzt gedrängt wird, sich mehr zu bewegen, ist der Körper auf die plötzlich eintretende und von außen verordnete Fitnesswut nicht vorbereitet.

Balgen und Raufen

Erinnern Sie sich an Ihre Kindheit, erinnern Sie sich an das spielerische Raufen mit Ihren Geschwistern oder mit anderen Kindern? Versuchen Sie es heute wieder, man ist nie zu alt dazu. Balgen Sie mit Ihren Kindern oder »kämpfen« Sie mit einem großen Kissen. Sie werden feststellen, dass nicht nur Ihre Atemfrequenz, sondern auch Ihre Stimmung steigt.

Stimme

Was für die Gelenke gilt, trifft auch für die Stimme zu. Tönen, Rufen, Kreischen, Schreien – Kinder tun es oft und gern, sie wissen intuitiv, wie wichtig die Stimme für die Entwicklung der Atemorgane und für die Aktivierung des Bewegungsapparates ist. Als ich mit meiner Institutskollegin im Zug auf dem Weg zu einem Kurs in München war, haben wir nach etwa zwei Stunden Fahrt einmal laut gelacht. Die Reaktion war schnell und einschneidend, es kam ein scharfes PSSSSST vom Nachbarabteil. Wir duckten uns erschrocken, hier war kein Lachen gefragt. Die Reaktion des Körpers zeigt: Lockerheit von Stimme und Körper hängen eng zusammen.

Stimme und Bewegung

1. Pressen Sie Ihre Lippen zusammen, strecken Sie Ihre Arme in die Höhe und senken Sie sie.
2. Lockern Sie dann Ihre Lippen, indem Sie mit einem PRRRRR-Geräusch durch die vibrierenden Lippen ausatmen.
3. Atmen Sie geräuschvoll aus, während Sie Ihre Arme heben und senken.
4. Welche von den beiden Variationen ist einfacher? Wann spüren Sie mehr Anspannung in Ihren Schultern?

Spontaneität

Der Mensch bewegt sich vom Embryonenstadium an spontan. Trotzdem habe ich in meinen Kursen festgestellt, dass viele Menschen vor einem Rätsel stehen, wenn es darum geht, sich einfach nach Lust und Laune (ohne Vorgabe) zu bewegen. Wir haben vergessen, was es bedeutet, spontan zu sein und zu spüren, zu welcher Bewegung unser Körper gerade Lust hat. Als Erwachsene sind unsere Bewegungen hauptsächlich zweckgebunden: einkaufen gehen, Computer bedienen, Suppe kochen, Zähne bursten – stets verfolgen unsere Bewegungen ein Ziel. Sogar im Fitness-Studio erfüllen unsere Bewegungen einen Zweck: gewisse Muskeln kräftigen, Gelenke in Gang bringen, das Gewebe durchbluten.
Aber hat nicht auch die Bewegung des Embryos einen Zweck? Hat es sich etwa überlegt, dass es ja für die Geburt fit sein muss und sich daher möglichst viel bewegen soll? Dies mag sein oder nicht sein, aber eines steht fest: Das Leben beginnt mit spontaner Bewegungslust. Interessanterweise tritt schon vor der Geburt als

einer der ersten Sinne der Gleichgewichts- und Gehörsinn in Aktion. Unsere ersten Erlebnisse im Mutterleib sind geprägt vom Wenden und Drehen, vom Paddeln und Stoßen und vom so genannten Wuseln in der Gebärmutter, wie es jede werdende Mutter spüren kann.

Auch nach der Geburt sind die Bewegungen des Babys und des Kleinkindes noch von Lust und Freude geprägt und von entscheidender Wichtigkeit für das Wachstum des Gehirns. Die spontane Urgymnastik setzt sich aber meist nicht bis ins Erwachsenenalter fort. Langsam beginnt das Kind zu realisieren, dass es gewisse vorgegebene Bewegungen zu lernen gibt, was zum Teil auch gut und richtig ist. Zunächst macht es dies mit großer Freude, aber wenn zu viel Vorgeschriebenes eingetrichtert wird, wandelt sich die Lust zum Frust, und die spontane Bewegungsfreude geht verloren.

In der folgenden Übung werden wir die erholsame, aufbauende Wirkung des spontanen Bewegens wieder entdecken. Am Anfang ist dies vielleicht schwierig, weil man keine Bewegungsvorlagen hat, aber mit der Zeit möchte man die spontane Bewegung nicht mehr missen.

Spontane Bewegungslust

Diese Übung macht man zu zweit (besonders gut auch im Freien). Eine Person bewegt sich spontan nach Lust und Laune (A). Die andere Person unterstützt mit den Händen die Bewegungen des Partners, beispielsweise durch ein leichtes Klopfen auf den Rücken (B). Person A teilt der Person B immer mit, ob das Klopfen angenehm ist oder ob leichter oder fester geklopft werden soll.

A schließt nun die Augen bis zum Ende der Übung. Nach einigen Minuten zieht sich B langsam zurück, so dass A sich nun alleine bewegt. B beobachtet A und sorgt dafür, dass A nicht irgendwo anstößt. Die Übung sollte mindestens zehn Minuten dauern, darf aber auch länger sein. Nachdem Person B Person A darüber informiert hat, dass die Zeit für die Übung vorbei ist, ruht sich A zunächst mit geschlossenen Augen ein wenig aus und öffnet sie dann allmählich. A betrachtet nun die Umgebung. Vielleicht sieht alles ein wenig anders aus als vorher.

Bevor A und B wechseln, können sie sich gegenseitig Rückmeldungen über ihre Erfahrungen geben oder etwas aufschreiben. Nun wechseln der Beweger und der Klopfer die Rollen.

Berührung

Ich glaube, dass die menschliche Berührung für die Fitness und die Gesundheit allgemein einen besonders hohen Stellenwert einnimmt. Nicht nur bei der Heilung von Krankheiten und beim Trösten von Kindern und älteren Menschen, sondern auch im Alltag sollten mehr Berührungen stattfinden. Berührungsmangel fördert Aggressivität, Alkohol- und Drogenmissbrauch. Aus meiner Schulzeit habe ich ein in einem Lehrbuch geschildertes Experiment noch heute deutlich vor Augen: Forscher zeigten, dass Schimpansenbabys ein Drahtgestell ohne Nahrung, welches aber mit einer warmen Decke überzogen war, der danebenstehenden Drahtmutter ohne Decke, aber mit Milchflasche vorzogen. Das Tier hatte sich in der Decke festgeklammert und sich ganz eng angeschmiegt. Natürlich tat es mir sehr leid, und ich hoffte, es würde bald wieder mit seiner richtigen Mutter vereint sein.

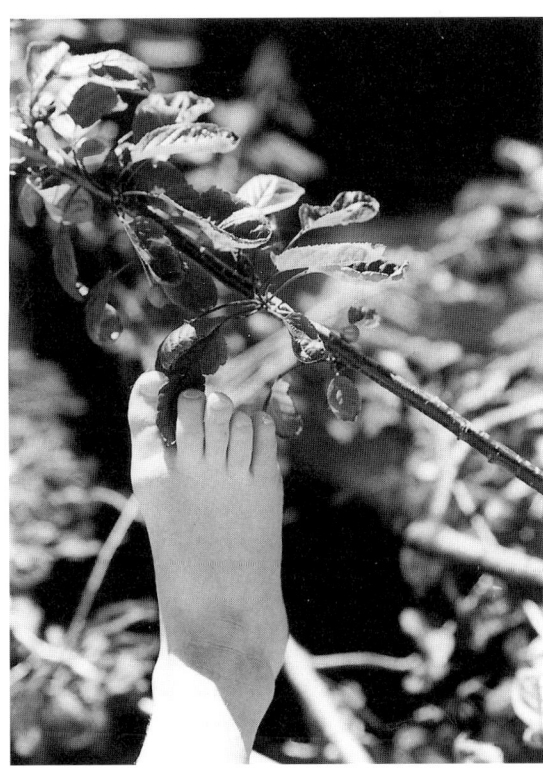

So wie das Balgen und Raufen sind Nestwärme und Geborgenheit, Kuscheln und Sichanschmiegen, Berühren und Berührtwerden Urbedürfnisse, welche die Tiere (vor allem die Säugetiere) mit dem Menschen gemeinsam haben. Die Haut ist ein bedeutendes Organ, das etwa sechs Kilo wiegt. Sie atmet, scheidet aus und nimmt auf, die Haut wärmt und schützt, gibt uns Aufschluss über unsere Bewegungen und unsere Umgebung. Neueste Forschungen haben gezeigt, dass die Bedeutung der Berührung noch viel größer ist, als ich damals dachte: Ohne Gelegenheit zum Spielen und ohne genug Berührung kann sich das Hirn nach der Geburt nicht richtig entwickeln. Kinder mit Berührungs- und Spielmangel weisen 20–30 Prozent weniger Hirnmasse auf. In der Zwischenzeit weiß man auch, wie wichtig die Berührung für frühgeborene Kinder ist. Diese nehmen viel schneller an Gewicht zu, wenn sie regelmäßig berührt werden. Aber auch bei Erwachsenen stimuliert Berührung die Entwicklung des Gehirns – sie hört nie auf. Denn solange wir leben, können wir neue Verbindungen zwischen den Hirnzellen aufbauen.

Und: Je mehr unsere Berührung geschult ist, desto mehr lässt sich damit bewirken. Ich glaube aber, dass ein wichtiger Teil dieser Schulung die eigene Befindlichkeit darstellt. Fühlt man sich in seinem Körper wohl, kann man auch angenehm berühren. Fühlt man sich verspannt und müde, wird die eigene Berührung dies auf den Partner übertragen.

Wie zu erwarten ist, spielen bei der Berührung Konzentration und Vorstellungskraft wichtige Rollen: Sie leiten unsere Hände. Wenn wir an unsere Atmung denken und sie als weich, locker und entspannt empfinden und in diesem Zustand jemanden berühren, so hilft dies, den angenehmen Zustand zu übertragen. Je reger unsere Vorstellungskraft, desto größer unser Berührungspotential. Der Herzchirurg Mehmet Oz am Columbia-Presbyterian Hospital in New York lässt beispielsweise zu, dass während der Operation eine Spezialistin für Therapeutic Touch (therapeutische Berührung) tätig ist. Er weiß aus Erfahrung, dass Schmerzen nach der Operation geringer ausfallen und Blutdruck und Herzfrequenz erwiesenermaßen reduziert werden, wenn während der Operation berührt wird.

Berührungs-Meditation

Mit unseren Händen berühren wir den Arm eines Partners. Vielleicht spüren wir ein Wärmeempfinden, vielleicht spüren wir auch etwas anderes, wir lassen uns überraschen. Wir warten geduldig und beobachten mit unserem Tastsinn, was unter unseren Händen vor sich geht. Wir stellen uns vor, dies wäre eine Art Meditation mit dem Ziel, den Kopf gedankenleer zu machen und nur zu spüren, ohne bestimmte Ziele zu haben. Wir wissen, dass allein unsere Aufmerksamkeit, unsere Präsenz und das Treffen zweier Menschen durch Berührung eine Wirkung haben kann. Wir bleiben in dieser Berührung, die einfach unser »Da-Sein« darstellt.

Nach etwa fünf bis zehn Minuten nehmen wir unsere Hände weg. Unser Partner vergleicht das Gefühl beider Arme. Wir besprechen mit unserem Partner, was wir erlebt haben.

Beweglichkeit

Beweglichkeit und Körperbewusstsein

Beweglichkeit wird nicht allein durch die richtigen Übungen erzielt, sondern durch ein verfeinertes Körperbewusstsein. Es gibt Menschen, die in ihren einzelnen Gelenken sehr beweglich sind, diese »Teilbeweglichkeiten« aber nicht in eine »Gesamtbeweglichkeit« umsetzen können. Umgekehrt gibt es Menschen mit geringen Möglichkeiten in den Gelenken, welche aber in der Bewegung enorm gelenkig ausschauen. Der Mensch ist keine Maschine, und die Größe eines Gelenkausschlages entscheidet nicht allein über die resultierende Beweglichkeit. Wie lernen wir also, unsere Beweglichkeit richtig auszunützen? Indem wir spüren, wo wir den Körper überhaupt bewegen können! Ich betone, dass in diesem Fall »Spüren« nicht mit »Wissen« verwechselt werden darf. Wir können beispielsweise wissen, dass der Fuß viele Gelenke hat, ohne es zu spüren. Dies wird aber unsere Beweglichkeit kaum fördern. Je detaillierter man spürt, wo im Körper Bewegungen stattfinden können, desto größer ist das Potential an Beweglichkeit. Denn dieses vollständigere und genauere Empfinden des Körpers ermöglicht eine präzisere Bewegungskontrolle. Dem Gehirn stehen sozusagen bessere Landkarten und mehr alternative Routen zur Verfügung, um eine Bewegung zu steuern.

Wer seinen Arm bewegt und dabei schon Mühe hat, das Schultergelenk zu spüren, wird kaum so beweglich sein wie jemand, der spürt, dass die Armbewegung auch durch das Gleiten des Schulterblattes auf dem Brustkorb ermöglicht wird. Wer mehr Möglichkeiten hat, eine Bewegung zu unterstützen und abzurunden, schont auch seine Gelenke, weil kein einzelnes Gelenk die ganze Bewegungsaufgabe allein trägt.

Präsenz in der Bewegung

Je präsenter wir während einer Bewegung sind, desto mehr Beweglichkeit haben wir zur Verfügung. Verfolgt man während einer Bewegung mit dem inneren Auge die Stellungsänderungen im Körper, hat man mehr Möglichkeiten, diese Bewegung präzise zu steuern. Das bewusste Mitverfolgen/Spüren der Gelenkereignisse während einer Übung verbessert die Beweglichkeit, weil das Nervensystem durch diese bewusste Unterstützung zu einer verfeinerten Bewegungskontrolle gelangt. Dies spart uns im Endeffekt viel Zeit, weil die neugewonnene Beweglichkeit im Gehirn verankert und zu einem permanenten Zustand wird.

Jetzt kann das Gehirn der Schulter und dem Arm Bewegungsbefehle erteilen, welche detaillierter sind. Wir führen das Telefon zum Ohr, ohne die Schulter als »verspannten Klumpen« einzusetzen. Es wird unserem Nervensystem klar, welche Gelenke und Muskeln wirken sollen und welche nicht. Ohne dieses verbesserte Bewusstsein werden wir trotz Lockerungsübungen immer wieder angespannt und verkrampft sein.

Wer nur ab und zu präsent ist, verpasst viele Augenblicke, in denen eine Bewegung subtil angepasst und verfeinert werden kann. Ich glaube, dass dieses Präsenz im Körper nicht mit Anstrengung verbunden ist, sogar den Hormonhaushalt des Körpers sehr positiv beeinflusst und zu einem »wohligen« Zustand im Körper führt, den beispielsweise viele Tänzer/Innen genauestens kennen. Wahrscheinlich führt »Wachsein« während der Bewegung zu einem vermehrten Ausschütten von Endorphinen, dem körpereigenen Schmerzmittel, denn bewusste Bewegung fühlt sich ausgesprochen gut an.

Geistige Abwesenheit während der Bewegung macht jedes Training anstrengender, man fühlt sich meist danach erschöpft, und am nächsten Tag schmerzen die Muskeln.

Detaillierter Armschwung

1. Schwingen Sie während dieses Experiments Ihren rechten Arm im Stehen kontinuierlich vor- und rückwärts. Stellen Sie sich zunächst vor, dass Ihr Arm vom Schultergelenk aus schwingt. Die Armbewegung wird vom Schultergelenk ausgelöst.

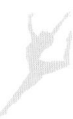

2. Nun stellen Sie sich vor, dass der Armschwung auch durch die Bewegungen des Schulterblatts und des Schlüsselbeins unterstützt wird. Das Schulterblatt gleitet dabei ganz locker auf dem Brustkorb.
3. Stellen Sie sich vor, dass der Armschwung auch durch die elastische Bewegung des Brustkorbs zustande kommt. Der Brustkorb hilft mit, den Armschwung zu ermöglichen.
4. Stellen Sie sich vor, dass der Armschwung auch durch das Rutschen der Lungen im Brustkorb unterstützt wird. Die Lungen sind wie ein Schwamm, der den Brustkorb von innen her zu noch vollständigerer Bewegung animiert. Lassen Sie Ihre Atmung dabei sehr locker.
5. Stellen Sie sich vor, dass der Armschwung auch durch die Bewegung der Wirbelsäule ermöglicht wird. Die Wirbelsäule hilft mit, den Arm zu schwingen.
6. Lassen Sie Ihren Arm auspendeln und vergleichen Sie die Lockerheit Ihrer rechten und linken Schulter. Strecken Sie Ihre Arme nach vorn und vergleichen Sie die Länge der Arme.
7. Führen Sie dieselbe Übung auf der linken Körperseite durch.

Wo sitzt die Beweglichkeit?

Einfach gesagt, ist ein Gelenk ein Raum zwischen zwei Knochen. Dieser Raum ist mit Flüssigkeit gefüllt und erlaubt das fast reibungslose Aneinandergleiten der beiden mit Knorpel überzogenen Gelenkenden. Im Körper gibt es Hunderte von Gelenken, welche mit Gelenkflüssigkeit (Sinovia) gefüllt sind. Beweglichkeit in einem Gelenk bedeutet, dass die beiden einander zugewandten Gelenkflächen in Gegenrichtung gleiten können.
Unbeweglichkeit in einem Gelenk bedeutet, dass immer dieselben Stellen der Gelenkflächen einander zugewandt sind. Dies ist ein Nachteil für den Knorpel, da er auf eine gute Verteilung der Gelenkflüssigkeit, die durch Gleitbewegungen zugeführt und »einmassiert« wird, angewiesen ist. Mangelt es an Gelenkflüssigkeit, wird der Knorpel nicht gut ernährt, er beginnt, sich abzubauen, und im schlimm-

sten Falle entsteht eine Arthrose. Zudem müssen die benachbarten Gelenke, oft unter ungünstigen Bedingungen, eine Unbeweglichkeit kompensieren. So hat ein Gelenk, das schmerzt, seine Probleme oft gar nicht selbst verursacht.

All das scheint uns nicht allzu fremd. Dass aber eine ähnliche Situation wie zwischen den Gelenken auch zwischen den Organen bestehen kann, ist uns weniger bewusst. Organe sind zwar nicht so hart wie Knochen und Knorpel, aber auch von Flüssigkeit umhüllt und können aufeinander gleiten. So verhält es sich übrigens mit vielen Geweben im Körper, sie sind gegeneinander verschiebbar wie ein Gelenk. Sogar einzelne Zellen können sich bewegen. Zellen sind von Flüssigkeit umgeben, die sie ernährt, und wie die Gelenkflächen können einzelne Zellen aufeinander gleiten und sich gegeneinander verschieben.

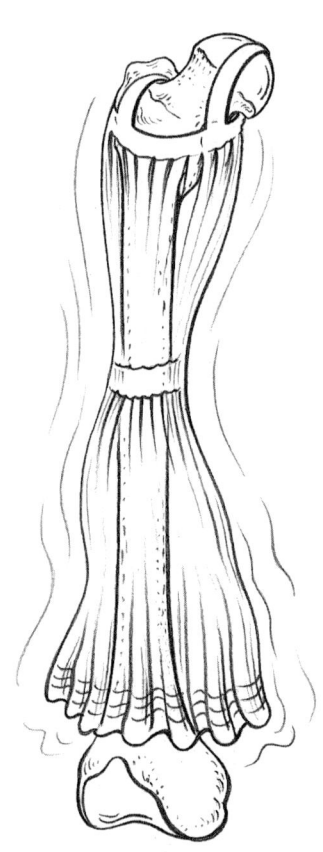

Beweglichkeit bis in die Zellen

1. Wir bewegen uns mit dem Gedanken: Wo bin ich beweglich? Wir spüren, wie die unzähligen Gelenkflächen im Körper reibungslos aufeinander gleiten: die Hüftgelenke, die Kniegelenke, die über 30 Fußgelenke, die Wirbelsäulen-, Schulter-, Ellbogen- und Handgelenke, das Kiefer- und Kopfgelenk. Es gibt Hunderte von Gelenken in unserem Körper, welche mit Gelenkflüssigkeit geschmiert sind. Alle können sich geschmeidig bewegen.
2. Es gibt Beweglichkeit zwischen den Organen. Wir stellen uns vor, dass die Lungen und das Herz gegeneinander beweglich sind. Wir stellen uns vor, dass der Magen, die Leber und der Darm gegeneinander beweglich sind.
3. Es gibt Beweglichkeit zwischen den Muskeln. Wir stellen uns vor, wie die einzelnen Muskelfasern sich gegeneinander bewegen können, wie die Muskelbäuche aufeinander gleiten und rutschen können.

4. Es gibt Beweglichkeit zwischen den Muskeln und den Knochen. Wir stellen uns vor, wie die Muskeln sich von den Knochen befreien und nicht an ihnen haften. Wir stellen uns vor, dass die Muskeln wie ein lockeres Sommerkleid um die Knochen herumschwingen. Es ist fast so, als könnten sich die Knochen innerhalb der Muskeln bewegen, so wie unser Arm im lockeren Hemdsärmel herumwuseln kann.
5. Es gibt Beweglichkeit zwischen den Organen und den Knochen. Die Lungen und das Herz sitzen im Brustkorb nicht unbeweglich fest, sondern können sich darin ein wenig bewegen. Die Bauchorgane kleben nicht an der Wirbelsäule, sondern haben ihr gegenüber eine gewisse Bewegungsfreiheit.

Alternativen zum Stretching

Für diejenigen, die sich im Stretching nicht auskennen, eine kurze Zusammenfassung: Im Stretching wird der zu dehnende Muskel in seine derzeitige Maximallänge gebracht, und man versucht, den Muskeln noch etwas weiter über seine »spontane« Länge hinaus zu dehnen. Wenn dabei auf eine lockere Atmung und auf die korrekte Körperhaltung geachtet wird, können beachtliche Erfolge erzielt werden. Trotzdem bedeutet diese »Weiter, als du jetzt willst«-Philosophie einen gewissen Stress für den Muskel. Dass dies für den Muskel tatsächlich Stress sein kann, wird mir in der Praxis immer wieder bestätigt: Unzählige Male bin ich schon um Rat für einen überdehnten Muskel gefragt worden.

Dabei gibt es sehr wirksame Alternativen zum Stretching, die für viele Menschen eher die Lösung ihrer Beweglichkeitsprobleme darstellen. Das Dehnen von Muskeln ist in vielen Fällen Symptombekämpfung. Menschen haben verkürzte Muskeln, weil sie sich zu verkrampft bewegen. Eine hohe Bewegungsspannung wird durch eine Verlängerung der Muskeln jedoch nur kurzzeitig gemildert. Anders ausgedrückt: »Harte Bewegungsgewohnheiten« erzeugen harte Muskeln und »lockere Bewegungsgewohnheiten« erzeugen lockere Muskeln. Wir können uns

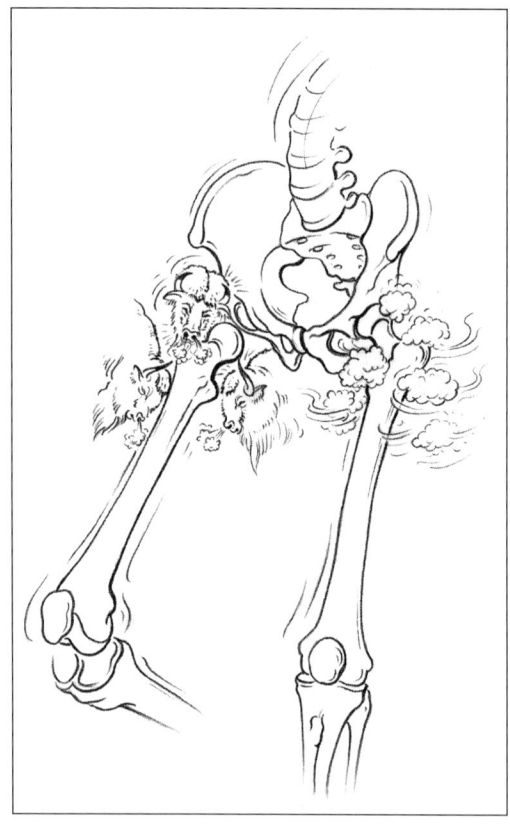

zum Beispiel vorstellen, dass unsere Gelenke von sanften Wolken umspielt werden (siehe Abbildung).

Die Muskeln passen sich der Bewegungsvorstellung des Menschen an. Lockere, fließende Muskelbewegung soll jedoch nicht mit Schlaffheit verglichen werden. Im Gegenteil, viel Kraft liegt im Flüssigen, wie uns jeder Tai-Chi-Meister erklären würde, und alle, die am Strand schon einmal von einer Meereswelle erfasst wurden, können dies bestätigen.

Es ist nicht so, dass wir auf das Dehnen verzichten sollen, aber vielleicht können wir es mit dem fließenden Bewegen kombinieren? Auch wenn ein Muskel erfolgreich gedehnt wurde, heißt das noch lange nicht, dass dieser Muskel es versteht, aktiv die neugewonnene Länge zu erreichen. Um diese neue Dehnungslänge auszunützen, braucht es auch eine Dosis Kraft und Koordination. Wir üben deshalb, den Muskel fließend und bewusst in die Verlängerung hineinzubewegen. Der Muskel muss nicht nur den Zustand der Verlängerung, sondern auch den Weg dorthin kennen lernen. Dieses Prinzip werden wir im Kapitel »Der befreite Rücken« (Seite 91ff.) genauer unter die Lupe nehmen.

Folgender Vergleich hilft zum besseren Verständnis: Sie werden von jemandem an einen bestimmten Ort geführt. Diese Stelle können Sie später selbst wiederfinden. Nicht aber, wenn Sie mit verbundenen Augen dorthin geführt wurden und man Ihnen das Tuch erst vor Ort abzog. So sahen Sie zwar die Stelle, nicht aber den Weg dorthin. Dasselbe gilt für den Muskel. Er muss den aktiven Weg in die Verlängerung kennen lernen!

Ein weiteres Problem, welches beim Dehnen vorliegt, ist, dass meist diejenigen Muskelanteile, welche ohnehin schon am längsten sind, noch mehr gedehnt wer-

den, während in den anderen Bereichen wenig geschieht. Stellen Sie sich ein Seil mit Knoten vor: Ziehen Sie an beiden Enden, werden die Knoten nur noch fester, während der Rest des Seiles gedehnt wird.
Gelingt es uns hingegen, die Lockerheit und Gleitfähigkeit eines Gelenks zu spüren, werden sich die Muskeln diesem neuen »Gelenkerlebnis« anpassen. Das Umgekehrte gilt aber nicht: Ein gedehnter Muskel ermöglicht kaum eine verfeinerte Bewegungskontrolle, sondern nur einen zeitlich beschränkten, größeren Gelenkausschlag. Die Verbesserung des Gelenkerlebnisses ist aber schlussendlich entscheidend für eine aktiv einsetzbare Beweglichkeit. Gelingt es uns, das Verbessern der Beweglichkeit mit einer verfeinerten Bewegungskontrolle zu kombinieren, dann haben wir zwei Vorteile: Wir haben die Verlängerung des Muskels ohne Stress für die Muskelfasern und eine optimale Bewegungskontrolle noch dazu.

Fließen hat Kraft

Jeder weiß, wie angenehm ein Bad in der geliebten Badewanne sein kann. Kinder lieben das Wasser und tummeln sich mit einer überschäumenden Lebenslust darin. Erinnern Sie sich an die Zeit, in der Sie in diesem Element planschten, losgelöst von aller Schwerkraft? Die Qualitäten des Wassers sind für unsere Beweglichkeit sehr wichtig: Fließen, Verbinden, Anpassen, Ausfüllen, Durchdringen, Tragen.
Wasser kommt in vielen inspirierenden Varianten vor: eine Nebelschwade oder Wolke, welche sich an den Berghang schmiegt, dicke Tautropfen, die sich gerade noch am Halm festhalten können, eine Brandung, welche unaufhörlich am Kalkfelsen nagt, eine Quelle, die klares Wasser aus dem Erdinnern hervorbringt. Zum Glück bestehen wir innerlich hauptsächlich aus Wasser, so dass wir alle Qualitäten des Wassers immer mit uns tragen.
Auch die Form unseres Körpers erinnert an vielen Stellen an das Wasser. Knochen sehen bei genauerer Ansicht so aus, als wären sie die Momentaufnahme eines Flusses, andere Stellen wiederum erinnern an Wasserwirbel. Wenn wir die Bewegung von Wasser um Steine beobachten, entdecken wir Schlaufen, Wellen, Spiralen und Kreise. All dies ist auch im Menschen zu finden, der, wie man sagen könnte, ein in Form gebrachtes Fließen ist.
Eines der Ziele im Beweglichkeitstraining ist es, die Bewegung, welche diese Form erzeugt hat, wieder zu spüren. Erleben wir unseren Körper nur noch als eine fixier-

te Form, dann neigen wir nicht nur zur körperlichen, sondern auch zur geistigen Stagnation. Können wir also die Bewegung, welche unserer Form innewohnt, wieder spüren? Wird es uns kreatives Neuland eröffnen?

Erinnerung an das Fließen

Wir stellen uns vor, wir seien in Form gebrachtes Fließen. Alles, was wir jetzt sind, unsere Knochen, Muskeln, jede Zelle, ja sogar unsere Gedanken waren einmal fließender, als sie jetzt sind. Wir sind aus dem Meer entstanden, aus den Wellen, aus dem Auf und Ab der Meereswogen. Ganz tief in unserem Wesen erwacht die Erinnerung an das alles erschaffende Fließen. Wir spüren die Wellenbewegung des Ur-Meeres in uns.

Das belebte Knochenmark

Das Innerste unserer Knochen ist das Mark. Hier sitzt ein wichtiger Teil unseres Immunsystems, welches in engstem Kontakt mit dem Gehirn steht. Die Immunzellen denken. Fortwährend werden Blutkörperchen in Schwindel erregendem Tempo produziert. Man kann sagen, dass das Mark der flüssigste Teil unseres Knochens ist. Für die Beweglichkeit der Gelenke ist es sehr förderlich, wenn wir uns die Knochen als elastisch und mit weichen Kernen versehen vorstellen und nicht nur als harte Stützpfeiler für unsere Marschabsichten. Dieser Gedanke ist auch sehr positiv für die Osteoporose und Arthrose, denn häufig liegt dort das Problem unter anderem daran, dass in den Knochen keine aktive Bewegung mehr erlebt wird.

Erlebnis: Schlaf und Knochenmark

Vor dem Einschlafen hatte ich einmal sehr stark das Gefühl, das rote Knochenmark, den beweglichen flüssigen Kern, im gesamten Beckenbereich zu spüren. Am nächsten Tag wachte ich mit federnden, lockeren und geschmeidigen Hüftgelenken auf. Ich hatte das Gefühl, zu schweben. Es war auch viel leichter als sonst, die Treppen zu steigen. Ich hatte das Flüssige im Knochen entdeckt.

Der belebte Knochen

1. Wir tauchen gedanklich in die Mitte unserer Knochen, zum Knochenmark. (Siehe Abbildung: Sie zeigt das lockere Innere des Knochens.)
2. Wir spüren den markigen Kern, belebt und voller Tatendrang.
3. Wir wissen, dass hier in jedem Augenblick Tausende von neuen Zellen, Tausende von frischen Kämpfern für unser Immunsystem produziert werden. Wir könnten auch sagen: In jeder Sekunde wird hier unser Gehirn neu geboren.
4. Wir stellen uns vor, dass das Mark im ganzen Körper kommuniziert.
5. Wir tauchen auf in den kompakteren Teil des Knochens, und auch hier ist sehr viel los. Wir stellen vor dem inneren Auge fest, dass sich Auf- und Abbau des Knochens im Gleichgewicht befinden.

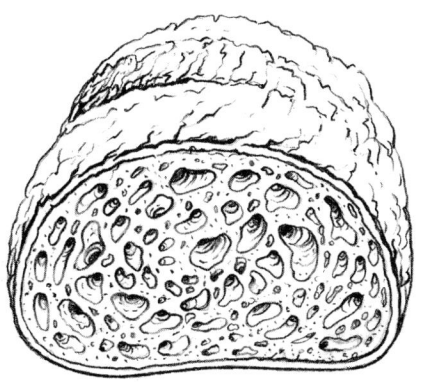

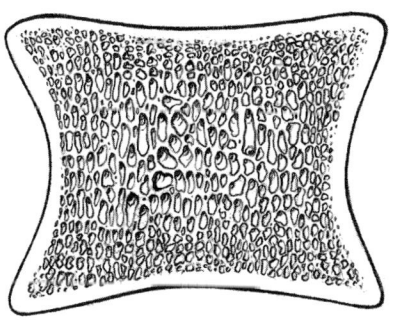

6. Schließlich gelangen wir zur dünnen Haut um den Knochen, dem Periost. Diese ist feucht und glatt und nährt den Knochen. Unsere Muskeln können problemlos über diese Fläche gleiten, kein Muskel klebt am Knochen.
7. Wir bewegen Arme und Beine, den ganzen Körper und spüren, dass jede Bewegung auch eine Bewegung des Knochenmarks bedeutet.
8. Wir ruhen uns aus im Gewissen, dass in unserem innersten Knochenkern alles zum Guten steht.

Beweglichkeit ist ansteckend

Wenn es uns gelingt, in einem Teil des Körpers beweglicher zu werden, so bemerken wir das Resultat auch gleich an anderen Stellen. Dabei gibt es gewisse Schlüsselstellen, welche für die Gesamtbeweglichkeit des Körpers von besonderer Bedeutung sind, wie beispielsweise die Füße oder das Zwerchfell.
Natürlich ist Beweglichkeit nicht nur für uns selbst ansteckend, sondern auch für die Personen, mit denen wir Umgang pflegen. Wenn der Papi untief atmet, so werden auch die Kinder und die Frau davon beeinflusst werden. Mit jemandem zu sprechen, der seine Atmung festhält, lässt einen angespannt zurück, außer man sitzt mit seiner eigenen Entspannung fest im Sattel.

Füße massieren

Massieren Sie einmal am Tag Ihre Füße. Wenn Sie dies am Morgen tun, so bereiten Sie Ihre Füße auf einen beschwingten, lockeren Tag vor. Wenn Sie dies am Abend tun, so werden Sie Spannungen, die sich im Laufe des Tages aufgebaut haben, aus Ihren Füßen verbannen. Dies sorgt für tiefen und erholsamen Schlaf. Für die Massage können wir ein Massageöl wie zum Beispiel Arnika- oder Rosenöl verwenden oder den Fuß während eines warmen Fuß- oder Vollbads massieren. Dabei geht es nicht primär um das Stimulieren von Reflexzonen, sondern um die Beweglichkeit in den Füßen. Mehr Elastizität in den Füßen bedeutet mehr Beweglichkeit im ganzen Körper und insbesondere eine tiefere Atmung. Beachten Sie beim Massieren folgende Punkte:

1. Atmen Sie während der Massage ruhig und entspannt.
2. Lassen Sie die Schultern ganz locker, strengen Sie sich nicht zu sehr an.
3. Ziehen Sie die Zehen kreisend in die Länge. Es ist fast so, als wären die Zehen aus Kaugummi, den man etwas in die Länge ziehen kann.
4. Stellen Sie sich vor, die Zehen beginnen weiter hinten im Fuß, weiter, als man das von außen her sehen kann. Die Zehengrundgelenke befinden sich nämlich weiter hinten als die Hauteinbuchtungen zwischen den Zehen. Wenn wir die Zehen beugen, können wir die Ausbuchtungen der Gelenkköpfe oben am Fuß gut erkennen (siehe Abbildung).
5. Beugen und strecken Sie die Zehen mit dem Gefühl, dass nicht nur die vordersten Zehengelenke, sondern auch die hintersten daran beteiligt sind.
6. Versuchen Sie, die Muskeln zwischen den Fußknochen zu lösen. Stellen Sie sich vor, dass diese Muskeln luftig und weich werden. Halten Sie den Fuß mit beiden Händen und versuchen Sie, die langen Knochen des Mittelfußes so gegeneinander zu bewegen, als würden Sie ein Stück Brot teilen wollen.

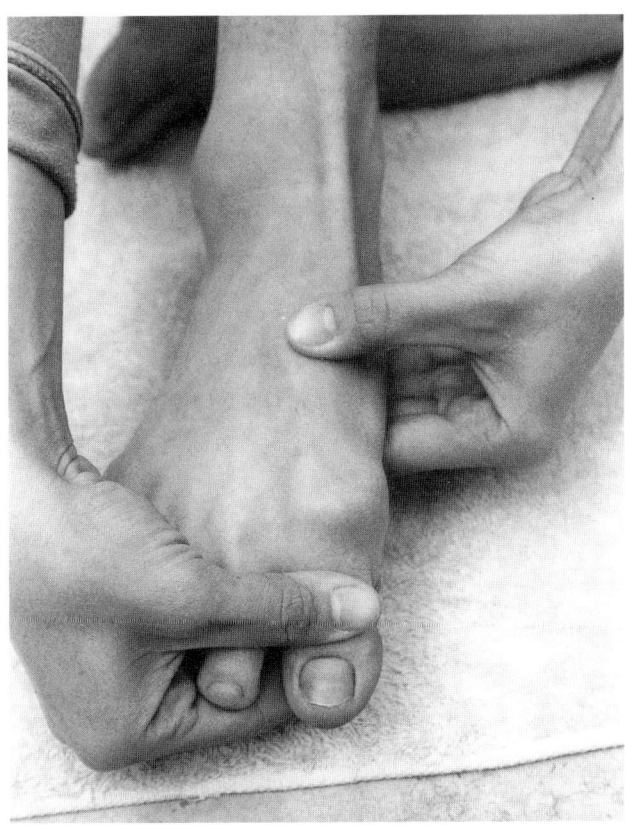

7. Kneten Sie die Fersen und reiben Sie mit den Fingern kreisförmig um beide Knöchel herum. Für das Beugen und Strecken des Fußes ist die Beweglichkeit des Knöchels enorm wichtig.
8. Die Fußsohle hat sehr viele Bänder und Muskelschichten. Diese werden durch unsere Pflasterstraßen stark strapaziert. Reiben Sie die Fußsohle, so dass diese weich und geschmeidig wird.
9. Bevor Sie den anderen Fuß behandeln, sollten Sie aufstehen (außer Sie sitzen in der Badewanne, da können Sie sich ausstrecken) und die beiden Füße vergleichen. Wie fühlt sich der massierte Fuß im Vergleich zum nicht behandelten an? Versuchen Sie, innerlich den Unterschied zwischen dem rechten und linken Fuß zu beschreiben. Fühlt sich sogar die ganze Körperhälfte auf der Seite des massierten Fußes anders an? Wie fühlen sich die Hüfte, der Rücken und die Schultern an?

Die Kraft der Vorstellung

Manchmal sage ich meinen Kursteilnehmern, dass ich fähig bin, ihr Drüsensystem zu beeinflussen, ohne sie zu berühren und ohne ihnen eine Arznei zu verabreichen. Es sind Ahs und Ohs zu hören, und alle warten nicht ohne eine gewisse Spannung auf das Experiment. Wenn Sie nun weiterlesen, wird mit Hilfe der Vorstellungskraft auch Ihr Drüsensystem beeinflusst – aber keine Angst, das Experiment kann Ihnen höchstens gut tun.
Es geht also darum, die Kraft der Vorstellung auf jedes Organsystem, ja auf jede Zelle aufzuzeigen. Dazu stelle man sich zum Beispiel vor, man habe einen Zitronenschnitz im Mund. Beißen Sie vorsichtig auf diesen Zitronenschnitz. Spüren Sie, wie Zitronenstücklein zwischen Ihren Zähnen zerplatzen. Ich kann nicht mal über dieses Experiment schreiben, ohne dass mein Speichelfluss gefördert wird. Die Vorstellung wirkt also sofort und direkt auf den Körper.
Und warum soll dieses Experiment gut tun, außer dass etwa die Verdauung angeregt wird? Die alten Chinesen sagten, dass alle Körperflüssigkeiten zusammenhängen. Fließt der Speichel, wird die Flüssigkeitsverteilung im gesamten Körper verbessert. Stellen Sie sich deshalb vor, dass Sie auch um die Gelenke herum »Speicheldrüsen« haben. Ihre Vorstellungskraft kann sogar dazu beitragen, Arthrose zu vermeiden.
Erscheint Ihnen dies alles viel zu einfach und zu phantasievoll? Ich kann Sie durchaus verstehen, denn so habe auch ich gedacht, als ich vor vielen Jahren mit Schmerzen in Rücken, Füßen und Knien mit der Vorstellungskraft zu arbeiten begann. Heute ist mir zum Lachen und zum Weinen zumute, wenn mir jemand sagt, dass Vorstellungskraft so nicht wirken kann. Ich lache, weil es so gut funktioniert, und weine, weil sich jemand diese Chance vorenthält.
Wo liegt denn der Haken? Die Vorstellungskraft, so bestechend simpel und wirksam sie sein mag, muss wie ein Muskel trainiert werden, um wirksam zu werden. Wie das Wort selbst schon aussagt, muss *Kraft* hinter der Vorstellung sein. Ich vergleiche dies mit dem Sprachunterricht: Niemand erwartet, nach zwei Lektionen Russisch schon die *Pravda* lesen zu können. Um richtig zur Geltung zu kommen, muss die Vorstellungskraft wie eine Sprache immer wieder im Alltag eingesetzt werden, und der Vorstellungsmuskel entwickelt sich beträchtlich schneller.

Ein Flug nach Chicago

Ich war im Flugzeug von Zürich nach Chicago unterwegs – zu Zeiten, als das Rauchen im Flugzeug noch erlaubt war. Da Raucher und Nichtrauchersitze nur durch einen dünnen Vorhang getrennt waren, drang der Rauch natürlich problemlos in den Nichtraucherbereich. Dies erzeugte bei mir ziemlich starke Stirnhöhlenschmerzen. Die Luft fühlte sich an wie auf einer Saharareise. Ich griff nach meinen vorsorglich eingepackten Stirnhöhlentropfen, und siehe da, ich hatte sie zu Hause vergessen. Als ich mich schon auf schmerzhafte Stunden nach Chicago vorbereiten wollte, fiel mir etwas ein: Ich war ja Spezialist im Imaginieren. Wenn ich mir nun vorstellte, dass ich die Stirnhöhlentropfen auf meine Zunge träufelte, könnte dies auch schon Wirkung zeigen? Gedacht, getan: Zehn Tropfen homöopathisch-imaginative Stirnhöhlentropfen erster Qualität tröpfelten auf meine Zunge. Das Resultat war erstaunlich: Meine vorgestellten Stirnhöhlentropfen wirkten besser als meine »echten«! Sofort war das Kopfweh weg. Alles nur Einbildung? Ja, kann ich nur antworten, aber ich war sehr froh um meine Einbildungskraft – denn ich konnte immerhin schmerzfrei nach Chicago fliegen.
Eigentlich ist das alles nicht so erstaunlich, wenn man sich überlegt, dass viele homöopathische Heilmittel nur noch die Schwingungen ihrer Inhaltsstoffe beinhalten. Sie enthalten jenen Code, der die Selbstheilungskräfte des Körpers in Gang setzt. Mein Körper hatte den Code noch gespeichert, ich musste ihn nur wieder daran erinnern, und so konnte ich mir auf imaginäre Weise die richtige »Heilschwingung« verabreichen.

Die Schwingung »weicher Nacken«

Gewisse Voraussetzungen müssen vorhanden sein, um die Vorstellungskraft verlässlich wirken zu lassen. Ein wichtiger Baustein ist das kinästhetische Empfinden, das »im Körper gespürte« Erlebnis. Hätte ich die eben beschriebenen imaginären Stirnhöhlentropfen nicht unter der Zunge gespürt, so als wären sie wirklich da, wäre ich mit schmerzendem Kopf in Chicago gelandet.

Kinästhetische Vorstellungen nehmen wir im Körper wahr, als würden sie tatsächlich vorhanden sein. Und so kann die Vorstellungskraft sich im Körper ausbreiten wie eine Welle im Meer und das Gewebe beeinflussen. Schon der Gedanke an das Bewegen eines Armes erzeugt eine Änderung in der Muskelspannung der entsprechenden Muskeln. Aufmerksamkeit erzeugt Veränderung. Wird zum Beispiel die Schwingung »weicher Nacken« immer wieder »appliziert«, entsteht mit der Zeit eine sympathische Reaktion des Gewebes in Richtung Weichheit. Je schmackhafter und abwechslungsreicher unsere Vorstellungskraft ist und je mehr Sinne dabei eingesetzt werden, desto größer ist die Wirkung auf den Körper.

Die Schwingung »lockerer Nacken«

Sie dürfen wählen:
1. Die Nackenmuskeln schmelzen lassen wie Würfelzucker im Tee.
2. Die Nackenmuskeln fließen lassen wie ein sprudelnder klarer Bergbach.
3. Die Spannungen im Nacken zerbröseln lassen wie Kuchenstreusel, die auf der Zunge zergehen.
4. Die Nackenmuskeln schmelzen wie Vanilleeis in der Sonne.
5. Ihr Vorschlag:

Der kinästhetische Chip

Allerdings ist dies nicht immer so einfach wie eben beschrieben. Wenn wir zu üben beginnen, benutzen wir bisherige Vorstellungsmuster, da uns etwas anderes noch nicht zur Verfügung steht. Diese alten Denkarten leisten hartnäckig Widerstand gegen jegliche Änderung. Sie sind das Altbekannte, und mit diesem Denken haben wir es bis hierher im Leben geschafft. Bei ersten Versuchen mit der Vorstellungskraft denken viele vorschnell: »Ich spüre ja nichts!« und meinen deshalb, sie machen die Übungen falsch. Dem ist nicht so, das Problem liegt darin, dass die Vorstellungskraft erst trainiert werden muss. Denn erst durch die Intensität der Vorstellung beginnen Vorstellungsbilder, im Körper Fuß zu fassen.

Entscheidend für die Fähigkeit, »nackte Worte« in Bilder und in gespürte Erlebnisse umwandeln zu können, ist der »kinästhetische Chip«, wie ich ihn nenne. Viele Menschen haben diesen Chip schon auf natürliche Weise stark entwickelt, andere müssen ihn erst aufbauen. Wie den ersten Funken eines Feuers müssen wir neue Empfindungen eifrig schüren, damit sie sich voll entfalten können. Später, wenn sie zu unserem erweiterten Repertoire gehören, können wir sie dann willentlich aktivieren. Dieser Chip wird durch eine maximale geistige Präsenz beim Üben sehr gefördert. Dies gibt unserem Nervensystem eine bessere Chance, neue Muster aufzunehmen. Deshalb heißt unsere Maxime nicht »Übung macht den Meister«, sondern »bewusstes Üben baut neue Muster auf«. Mein Rat für Vorstellungseinsteiger lautet: Keine Sorge, wenn's am Anfang nicht klappt. Wie beim kindlichen Spiel gehen wir vom »so tun als ob« zum Erleben im Körper über, und dieser Weg nimmt für jeden seinen individuellen Lauf.

Ressourcen aufbauen

Der kinästhetische Chip basiert auf den Ressourcen, die unserer Vorstellungskraft zur Verfügung stehen. Beim Entwickeln des Chips können unser Gedächtnis, unsere Berührung und eine scharfe Beobachtungsgabe wichtige Dienste leisten. Auch hier hilft das kindliche Vorgehen: Wir entdecken unsere Ur-Faszination an allem Lebendigem und Bewegtem wieder: Die Schritte des Panthers im Zoo, die gewichtet, regelmäßig und geschmeidig sind, fallen uns von Neuem auf, als wären wir wieder sieben Jahre alt. Blätter, die im Abendlicht glitzern, taumeln und flackern wie ein Feuer, ein Fischschwarm, der wie ein Unterwasserfeuerwerk sternförmig auseinander sprengt – alles wird von unseren Hirnzellen als begeisterndes Rohmaterial für die Vorstellungskraft gespeichert.

Wir streicheln den Bauch einer Katze und stellen uns vor, unsere Rückenmuskeln seien ebenso weich. Wir spüren den Wind auf unserer Haut und stellen uns vor, dass dieser Windhauch auch unsere Knochen und Organe lockernd umweht. Beim Schwimmen spüren wir, wie das Wasser an unserem Körper vorbeigleitet. Später, außerhalb des Wassers, erinnern wir uns an dieses Gefühl und stellen uns vor, dass das Wasser entspannend über unsere Haut nach unten gleitet.

Die meisten Menschen haben viele kinästhetische Erlebnisse aus ihrer Kindheit gespeichert, die als wichtige Ressourcen dienen können. Solche frühen Erlebnisse sind sehr prägend, und je intensiver und erfreulicher eine solche kinästhetische Erfahrung war, desto wirksamer wird die entsprechende Vorstellung sein, die diese Spürqualität auslöst. Vielleicht war ein warmes, erquickendes Bad für uns ein »urkinästhetisches« Erlebnis?

Fotos zur kinästhetischen Inspiration

Zeichnungen, Fotografien und Naturerlebnisse jeder Art können zur kinästhetischen Inspiration dienen.

1. Stellen Sie sich vor, dass Ihre Schultern so locker wie Wolken sind.
2. Ihr Kopf ruht sanft auf der Wirbelsäule wie die Boje in der Abbildung auf dem Wasser.

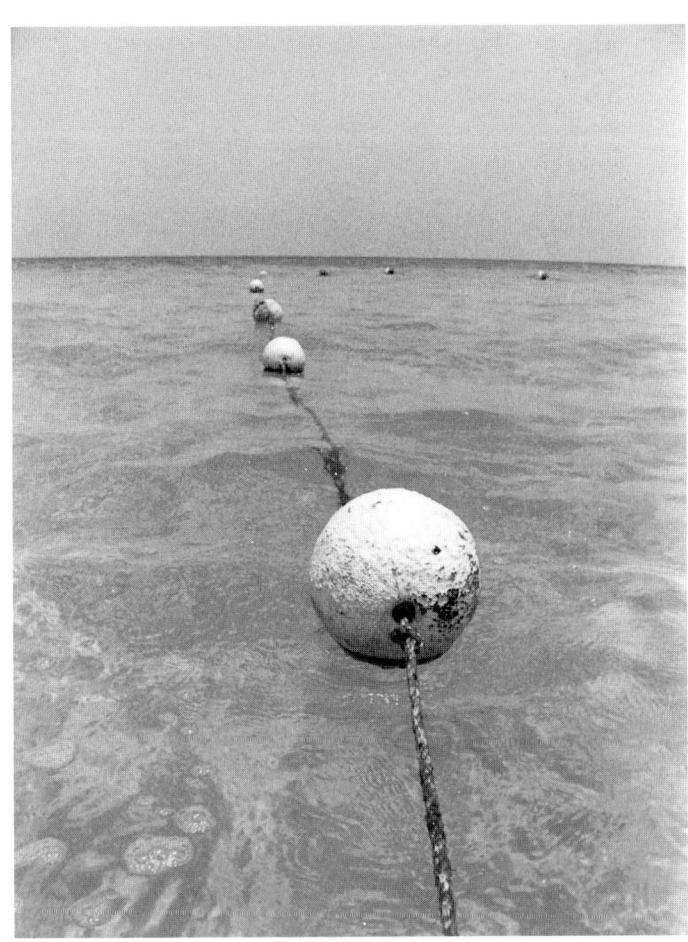

3. Stellen Sie sich vor, dass Sie schweben können wie die Dame in der Abbildung.
4. Berühren Sie mit Ihren Zehenspitzen imaginäre Blätter.
5. Stellen Sie sich vor, Sie gleiten durch das Wasser wie eine Robbe.

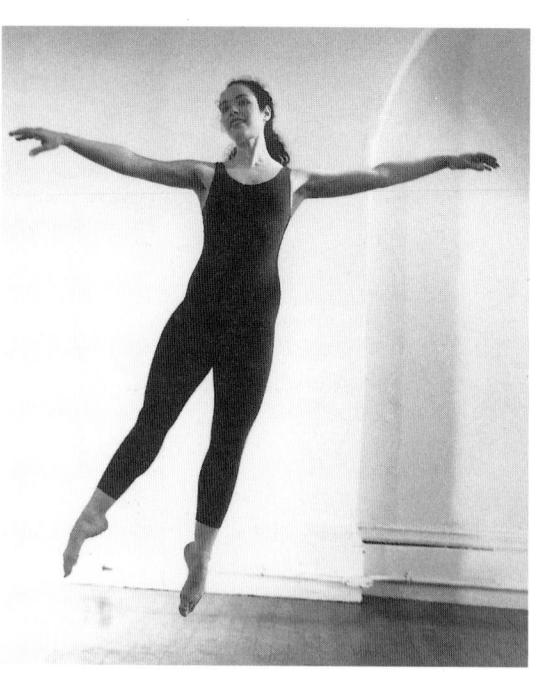

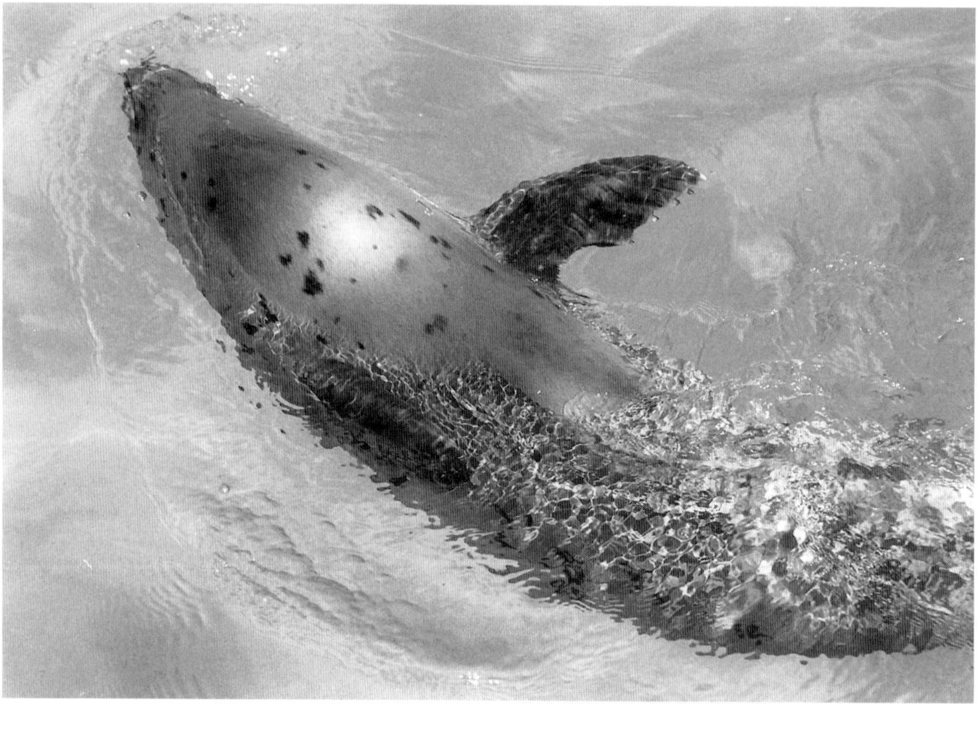

Mit allen Sinnen vorstellen

Das immense Potential an Selbstheilung, welches im Menschen steckt, wird meiner Meinung nach kaum genutzt. Eine meiner Hoffnungen ist, mit diesem Buch zu zeigen, dass der Mensch enorm wandelbar und selbstheilend ist, wenn wir nur beginnen, diesen inneren Gedankenmuskel zu trainieren. Es ist wichtig, dass wir dazu möglichst *alle* Sinne einsetzen. Hier eine kurze Zusammenfassung einiger Möglichkeiten:

1. *Bilder sehen:* Diese können sich direkt auf den Körper beziehen (mein Kopf schwebt nach oben) oder metaphorisch umgewandelt sein (mein Kopf schwebt als Luftballon nach oben).
2. *Spüren:* Entweder durch Berührung unterstützt (ich spüre, wie jemand mit seinen Händen auf meinem Rücken nach unten streicht) oder rein kinästhetisch (ich spüre einen angenehmen Windhauch unter meinem Schulterblatt).
3. *Hören:* Ich höre, wie Wasser meinen Rücken entlang nach unten plätschert.
4. *Schmecken:* Ich stehe auf einer Klippe im Meerwind und schmecke die salzige Luft auf meiner Zunge.
5. *Riechen:* Ich fühle mich von angenehm weichem Rosenduft eingehüllt.

Gehen im Wald

In diesem Experiment wollen wir all unsere Sinne beim Visualisieren einsetzen. Stellen Sie sich vor, Sie wandern durch einen Wald. Sie spüren den blättrigen Waldboden unter den Füßen, hören das Zwitschern der Vögel und das Rauschen der Bäume, ein Lichtstrahl trifft Ihr Gesicht, Harzduft füllt Ihre Nase. Sie berühren einen Baum. Sie spüren das Raue der Rinde und eine leicht klebrige Stelle unter einer Fingerspitze, tausend klitzekleine Unebenheiten gehen in Ihr Spürgedächtnis ein. Sie berühren ein Blatt: Möglichst genau erspüren Sie dessen Oberfläche. Wie verlaufen die Rillen, spüren Sie kleine Blatthärchen, ein spitzes Blattende?

Versuchen Sie, alle Farben, die Sie im Wald sehen können, aufzuzählen. Wie viele Geräusche können Sie unterscheiden? Wie setzt Ihr Fuß beim Gehen auf dem Waldboden auf? Wie fühlt sich die Waldatmosphäre auf Ihrer Zunge an?

Wählen Sie eine Wurzel aus, und trainieren Sie in der Vorstellung Ihr Gleichgewicht, indem Sie sich vorstellen, wie Sie auf dem dicken Knorren stehen. Können Sie durch den Wald rennen? Über einen Bach springen? Ein Tier erspähen? Anhalten, atmen, ein Stück Moos berühren? Wie tief sinken Ihre Finger in die moosige Oberfläche ein?

Ideokinese

Viele Übungen in diesem Buch basieren auf dem Gedankengut der *Ideokinese*. Ideokinese bedeutet so viel wie »Verbessern der Bewegung (Kinesis) mit Hilfe von Ideen/Vorstellung (Idea)«. Seinen Ursprung fand dieses Gedankengut bei Mabel Todd, die 1937 das wegweisende Buch »The Thinking Body« (Der denkende Körper) herausgab. Lulu Sweigard und Barbara Clark waren Schülerinnen von Todd, die ihr Gedankengut interpretierten und weiterentwickelten. Meiner Meinung nach werden die Entdeckungen von Mabel Todd über die Funktion des Körpers bis heute noch zu wenig verstanden und angewendet. So einfach kann es ja nicht sein, dass man nur durch sein Denken seine Beweglichkeit und Gesundheit auf derart positive Weise beeinflussen kann!
Todd selbst war ein Beispiel dafür, dass dies möglich ist: Sie erlitt einen Unfall, der sie bewegungsunfähig machte. Die Ärzte ihrer Zeit hatten sie als einen hoffnungslosen Fall aufgegeben, doch Mabel Todd selbst gab nicht auf und übte mit dem, was sie noch zur Verfügung hatte: mit ihrer Vorstellungskraft. Sie heilte sich selbst, lernte wieder gehen, sogar mit besserer Koordination als zuvor. Es dauerte nicht lange, bis sich Schüler um sie sammelten, die von ihrer Methode fasziniert waren.
Vor allem heute, wo die Medizin versucht, den Menschen bis auf sein Erbgut als eine Maschine zu entschlüsseln, ist es wichtig, die Gedanken von Todd aufleben zu lassen: Der Mensch bleibt sein Leben lang form- und wandelbar. Er hat immer die Fähigkeit, sich zu ändern, er muss nur dazu bereit sein.
Neueste Hirnforschungen bestätigen die Gedanken von Todd: Das Gehirn ist das ganze Leben lang formbar. Jede Bewegung, jedes Spiel, ja jeder Gedanke ist ein kleiner Baustein, der den Körper zu dem macht, was er ist. Jede Haltung, jede Bewegung ist Ausdruck des Denkens.

Forscher berichten, dass durch das Entschlüsseln der Genetik der Sterbezeitpunkt eines Menschen genau vorausgesagt werden kann. Ich meine, dass solche Aussagen eine katastrophale Wirkung auf das Denken eines Menschen haben können: Man programmiert sich geistig auf seinen eigenen Tod vor. Die medizinische Geschichte ist voll von Geschichten über Menschen, die eigentlich hätten sterben sollen, die aber durch die Kraft ihres Willens und ihres Lebenswunsches überlebt haben. Was sagt die Genetik dazu?

Struktur-Hygiene

Mabel Todd nannte ihre Methode Struktur-Hygiene. Genauso, wie wir unsere Zähne putzen, sollten wir fähig sein, unseren Körper jeden Tag optimal einzurichten und zu koordinieren. Wenn zum Beispiel ein Meniskus im Knie zu wenig beweglich ist, was später beim Fußballspiel fatale Folgen haben könnte, sind wir es selbst, die ihn wieder zum richtigen Gleiten bringen können. Diese Hygiene der Struktur arbeitet mit Bildern und Berührung, also mit Dingen, die nichts kosten und die wir immer dabeihaben. Das Bild/die Berührung erinnert den Körper daran, wie er richtig funktionieren soll. Ideokinese könnte man auch *Bewegungshomöopathie* nennen. Der Körper hat enorme Fähigkeiten, sich selbst zu heilen, meist braucht er nur den richtigen Anstoß dazu.
Mangelnde Koordination, wenn auch nur in einem Gelenk, kann eine Verspannung im ganzen Körper erzeugen. Bringt man dieses Gelenk wieder in Schwung, spürt man, dass sich insgesamt etwas verändert hat – dass beispielsweise die Atmung tiefer wurde oder sich die Schultern entspannt haben. Man entdeckt, wie im Körper alle Funktionen auf komplexe Weise miteinander gekoppelt sind. Wenn wir die Hygiene der Struktur zu beachten beginnen, erleben wir, dass der Körper tatsächlich ganzheitlich funktioniert. Entspannung kann nicht durch fixiertes Üben erzwungen werden, denn jeder Teil des Körpers trägt seinen Teil dazu bei.

Das wandelbare Gehirn

Bei der Geburt waren unsere Bewegungen im Vergleich zu dem, was wir als Erwachsene können, noch wenig ausgereift. Die Fähigkeit, komplizierte Bewegungsabläufe auszuführen, wird vom Menschen zum größten Teil erlernt (siehe auch Seite 27 f.).
Im Säuglingsalter und im weiteren Verlauf der Kindheit entdeckten wir mit großer Freude und mit unermüdlichem Einsatz immer schwierigere Bewegungen. Folgende Worte meiner dazumal sechsjährigen Tochter hallten in meinen Ohren, als wir Sprungspiele und Purzelbäume übten: »Zeige mir noch was, zeige mir etwas Neues, zeige mir noch etwas anderes!« Sie führte dabei die zappeligsten und quirligsten Bewegungen aus. Es fehlen mir die Worte, um diese Bewegungen zu beschreiben. Eine unendliche Ausdauer und Bewegungsneugier entspringt dem kindlichen Gemüt. Gewisse Reflexe und urtümliche Bewegungsmuster beeinflussen zwar die Entwicklung der Koordination, zum großen Teil wird unser Bewegungslernen jedoch durch die Fähigkeit der Nachahmung gesteuert:
Weil ich manchmal im Wohnzimmer Pirouetten übte (es hilft meinem Haltungsgefühl), führt meine Tochter inzwischen Dreifachpirouetten aus, ohne dass ich ihr je eine Lektion gegeben hätte. Wenn ein Kind das Vorbild der auf zwei Füßen gehenden Eltern nicht hätte, würde es wohl kaum lernen, aufrecht zu gehen.
Ganz anders steht es bei den Tieren. Sie werden im Vergleich zu uns bewegungsmäßig »fertig« geboren. Manche Säugetiere können sich bereits am Tag der Geburt auf allen vieren bewegen.
Doch etwas haben wir den Tieren voraus: Vielfalt. Ein Delphin kann nur schwimmen, ein Pferd nur auf vier Beinen gehen (ausgenommen im Zirkus). Affen ziehen es vor, sich von Baum zu Baum zu hangeln, obwohl sie die Fähigkeit haben (wenn auch mit vermehrter Unterstützung der Hände), auf den Hinterbeinen zu gehen. Ein Menschenkind zeigt schon früh eine große Bewegungsvielfalt: schwimmen, mit den Armen klettern, auf allen vieren »galoppieren«, auf zwei Beinen gehen, einen Baum erklimmen und mit den Fingern ein Stück Ton modellieren. Diese Bewegungsvielfalt fordert das Gehirn heraus: Es muss Steuerungsvarianten zur Verfügung haben, es muss schnell vom Schwimmen zum Klettern und wieder zum Modellieren umstellen können. Mit anderen Worten: Unser Gehirn muss anpassungsfähig sein. Es ist kein Computer, sondern gleicht mehr einer sich entwickelnden Pflanze, die je nach Umgebung und Pflege besser oder eben schlechter gedeiht.

Meiner Meinung nach ist deshalb einer der wichtigsten Gründe für die immer häufiger auftretenden Krankheiten des Bewegungsapparates und des Kreislaufes: Es fehlt uns nicht einfach an Bewegung, es fehlt uns an Bewegungsvielfalt und an immer wieder neuen bewegten Herausforderungen für das Gehirn. Eine Fitnessmaschine stellt im Vergleich zu einem Kletterbaum keine große Herausforderung dar. Was nicht gefordert wird, darbt. Die Folge: Viele Fähigkeiten des Gehirns »erlöschen« wie ein Feuer, dem man kein Holz mehr zuführt.
Der tragischste Fall ist wohl der Rücken. Kein Körperteil hat so viele Gelenke wie die Wirbelsäule, also ist hier eine entsprechende Vielfalt und Phantasie beim Bewegen gefordert. Gerade das jedoch fehlt in den meisten Rückenschulen.

Koordination und Kindheit

Bewegungskoordination bedeutet, aus vielen Bewegungsvarianten auswählen zu können. Wer sich »hölzern« bewegt, dem fehlt es (falls keine motorischen Störungen vorliegen) an Bewegungssubstanz, an einer reichen Palette von Bewegungsauslösern. Diese Palette wird in vielen Kulturen dauernd bereichert. Ich kann mich noch genau an eine Szene in einem Film über ein Dorf in Afrika erinnern: Als jemand das Dorf besuchte, kamen alle Bewohner hergerannt, Jung und Alt, Mann und Frau, und sprangen vor Freude auf und ab. Bei uns würde solches Verhalten wohl kaum Verständnis finden. Doch dort begleitet der Tanz die Menschen durchs Leben, jede Lebensphase wird mit einem Tanz gefeiert.
Nach den Worten einer kubanischen Volkstänzerin ist der Tanz für sie die Luft, die Erde und das Wasser. Wenn man mich hierzulande nach meinem Beruf fragt und ich mit »Ich tanze« antworte, dann wird erwidert: »Und was machen Sie tagsüber?« Das Künstlerische wird also für den Erwachsenen zum exotischen Beiwerk und allenfalls dem Freizeitbereich zugeordnet, ansonsten eher als kindisch belächelt.
Als Kinder sind wir alle Künstler: Wir malen, singen, spielen Theater, tanzen und zeichnen. Für Erwachsene verlieren diese Dinge meist an Bedeutung, sie gehören für die meisten nicht mehr zum rechtschaffenen Lebenserwerb, bis sie dann in schmackhafter kleiner Dosis im Seminar für kreatives Management oder Persönlichkeitsentfaltung wieder auftauchen.

Kindheitsbewegungen

Setzen Sie sich bequem hin und versuchen Sie, sich an Ihre Kindheit zu erinnern. Können Sie sich entsinnen, wie Sie sich damals bewegt haben? Können Sie sich erinnern, was Sie besonders gern gemacht haben? Welche Spiele, welche Bewegungen haben Ihnen besondere Freude gemacht? Gibt es eine Bewegung, an die Sie sich erinnern können, die Sie jetzt gern machen würden?

Tummeln Sie sich in Ihrer Phantasie wie damals. Klettern Sie auf einen Baum, waten Sie durch den Schlamm, werfen Sie einen Ball an die Hauswand, fahren Sie Rad über einen Holperweg, springen Sie durch eine Wiese mit hohem Gras, schwimmen Sie im kühlen See, führen Sie einen Ringeltanz aus, spielen Sie »Fang mich«!

Gibt es Bewegungen aus Ihrer Kindheit, die Sie wieder in Ihr jetziges Leben holen wollen?

Die Palette erweitern

Im Folgenden werden wir sehen, wie wir die Palette der unserem Körper zur Verfügung stehenden Bewegungen erweitern können. Dabei geht es einerseits um das Entdecken neuer Bewegungen, andererseits darum, sich von ungünstigen Bewegungsgewohnheiten zu befreien.

Bewegungsgewohnheiten nennen sich auch Bewegungsmuster. Wenn diese Muster sehr einseitig sind, kann es zu Schädigungen des Bewegungsapparates kommen. Benutzt jemand zum Beispiel seine Beine mit unterschiedlichem Krafteinsatz, kann dies allmählich zu Verschiebungen im Becken und zu Rückenproblemen führen.

Unterschiedliche Kraft der Beine

Stellen Sie sich vor einen Stuhl, und bewegen Sie ein Bein hinter sich, so als würden Sie sich gleich setzen wollen. Tun Sie dies dann langsam und gemächlich, ohne sich am Schluss auf die Sitzfläche plumpsen zu lassen. Dies ist nicht so einfach, aber gesünder für den Rücken.

Stehen Sie nun wieder auf, und bereiten Sie sich für ein erneutes Hinsetzen vor, indem Sie das andere Bein nach hinten bewegen. Wieder führen Sie diese Bewegung langsam und ohne sich am Schluss fallen zu lassen aus.

Haben Sie einen Unterschied bemerkt?
Vielleicht stellten Sie fest, dass beim genannten Experiment das Hinsetzen einfacher auszuführen ist, wenn Sie ein bestimmtes Bein hinter sich stellen. Dies ist das Bein, das besser trainiert ist, weil es hauptsächlich benutzt wird, um die Fallbewegung des Körpers beim Hinsetzen zu bremsen.
Diese Bremswirkung der Oberschenkel und Gesäßmuskeln nennt sich eine »exzentrische Aktion« (EA) und baut sehr viel Kraft auf.

Die Trainingswirkung des Alltags

Wir alle setzen uns täglich viele Male hin, pro Monat sogar Hunderte Male. Dieses Hinsetzen hat eine beträchtliche Trainingswirkung, weil wir fast das gesamte Gewicht des Oberkörpers nach oben und nach unten tragen, etwa 40 kg bei einer 60 kg schweren Person. All das wäre nicht weiter schlimm, wenn dieses Training nicht einseitig wäre, das heißt, wenn wir ein bestimmtes Bein nicht bevorzugen würden: Denn diese unterschiedliche Kraft erzeugt ungleiche Muskelzüge auf beiden Seiten des Beckens. Die Folge: Das Becken wird schief und in sich verdreht. Da das Becken das Fundament für die Wirbelsäule bildet, wird auch diese in Mitleidenschaft gezogen. Oft versucht dann die Wirbelsäule, eine schiefe Beckenstellung mit eigenen Gegendrehungen zu kompensieren, was mit der Zeit Schmerzen erzeugen kann. Man behandelt in der Folge die Wirbelsäule, als wäre sie die Verursacherin, anstatt das Problem in unseren einseitigen Bewegungsmustern zu erkennen.
Unsere Bewegungsgewohnheiten fördern somit gewisse Muskeln mehr als andere. Um diese Disbalancen auszugleichen, reicht ein Besuch im Fitness-Studio nicht, auch wenn wir beide Beine an einer Kraftmaschine gleichmäßig trainieren. Das

eine Bein hat einen erheblichen Kraftvorsprung und wird den lieben langen Tag noch weitergefördert.

Die Lösung? Wir können das eine Bein einfach länger trainieren, aber dafür das rechte Maß zu finden, ist nicht einfach. Vielleicht kompensieren wir zu viel? Auch wenn wir versuchen, mit Krafttraining und Dehnungstechniken auszugleichen, werden im Alltag die einseitigen Muster immer wieder aufgebaut. Solange wir die Muster nicht ändern, wird unser Training einseitig sein.

Am besten, wir beginnen, unsere Bewegungsmuster im Alltag zu entdecken und auszugleichen. Der Schlüssel hierzu liegt im intelligenten Beobachten des eigenen Körpers. Wie der Gärtner, der schaut, wie seine Pflanzen wachsen, ob zu viel oder zu wenig Wasser gegossen wurde, können wir unseren Körper beobachten, um zu lernen, wo wir etwas ändern können.

Die Ideokinese besagt, dass es sinnvoller ist, unser Bewegungsgefühl auszugleichen, als zu versuchen, jeden einzelnen Muskel zu korrigieren. Dehnt oder kräftigt man einen Muskel mit der Absicht, eine Disbalance zu korrigieren, ohne aber das Gefühl für die Gelenkfunktion auszugleichen, fällt man schnell wieder in das alte Muster zurück. Beginnen wir aber einmal damit, uns auf ausgeglichene Weise zu bewegen, so passen sich die Muskeln an. Dies ist ein einfacheres und schnelleres Vorgehen, als sich um jeden einzelnen Muskel zu kümmern.

Die Lockerheit darf bleiben

Sobald man einmal ein neues Bewegungsgefühl erfahren hat, ist sehr entscheidend, zu spüren, wann sich die alten Gewohnheiten wieder einschleichen wollen. Wann ziehe ich die Schultern wieder hoch? In welcher Situation spanne ich den Rücken wieder an? Wie ein Wachhund muss man in sich hineinschauen und diesen Augenblick spüren. Erst dann hat man die alten Muster richtig »besiegt« und den neuen den Vorzug gegeben.

Manchmal machen wir dann die peinliche Entdeckung, dass wir sehr an den alten Mustern hängen und uns mit ihnen identifizieren. Wir wollen sie nicht aufgeben, auch wenn der Ist-Zustand mit Schmerzen verbunden ist. Das Bild, welches wir von unserem Körper haben, ist so mit diesem Anspannungszustand verwoben, dass wir einen Augenblick (oder länger) Schwierigkeiten haben, die Welt ohne Krampf zu akzeptieren. Man fühlt sich so, als ob etwas Altbekanntes fehlen würde.

Dies habe ich in Kursen öfter erlebt. Die Teilnehmer kommen natürlich mit dem Wunsch nach entspannten Schultern und gelöstem Rücken, ist aber dieser Zustand einmal erreicht, sehe ich zu meinem Erstaunen nicht nur glückliche Gesichter. Ein verdutzter Blick lässt erkennen, dass dies recht ungewohnt ist, und beim nächsten Gespräch in der Pause werden die Schultern gleich wieder Richtung Ohren gezogen.

Ein neues Gefühl muss in das selbstgeschaffene Körperbild integriert sein, damit wir es als Teil von uns akzeptieren können. Erst dann können wir in frisch gebackener Entspannung damit auftreten. Somit besteht Entspannung oder irgendeine Veränderung im Körper sowohl aus körperlicher als auch aus psychologischer Neueinstellung. Solange unser Selbst- und Sicherheitsgefühl auf einer gewissen körperlichen Anspannung beruht, werden wir uns im Alltag nicht locker und unbeschwert bewegen können.

Erlebnis: Verkrampfte Hand

Ein Teilnehmer kam in einen Kurs wegen einer verkrampften Hand. Nachdem die Hand gelöst war, sagte er: »Oh – meine Hand, sie ist ganz entspannt – aber das ist nicht meine Hand!«

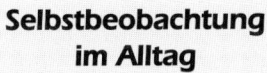

Selbstbeobachtung im Alltag

1. Sich im Alltag beobachten: Wie bewege ich mich? Wie atme ich? Was mache ich einseitig? In welchen Momenten spanne ich mich unnötigerweise an?
2. Wenn ich einen Schritt mache: Mit welchem Bein starte ich?
3. Welches Bein setze ich als erstes auf eine Treppenstufe? Ich beobachte die Situation sowohl beim Aufstieg als auch beim Abstieg.
4. Wie trockne ich mich nach dem Duschen ab? Wie halte ich das Badetuch?
5. Auf welche Seite drehe ich mich, wenn ich spontan nach hinten schaue?
6. Hebe ich eine Schulter hoch, spanne ich eine Schulter an, wenn ich aufstehe oder mich hinsetze?

Neue Bewegungsmuster aufbauen

1. Wählen Sie Übungen in diesem Buch, die Sie besonders ansprechen, und üben Sie sie regelmäßig.
2. Entdecken Sie neue Möglichkeiten im Körper. Dazu können Sie Ihre Vorstellungskraft, Bewegung, Berührung durch eine/n Partner/In einsetzen und die Bilder in diesem Buch anschauen. Einige Bilder helfen beim Erkennen der eigenen Muster, andere dienen als Inspiration beim Aufbau neuer Muster.
3. Geben Sie den neuen Gewohnheiten eine Chance, indem Sie immer wieder daran denken und sie sich vorstellen. Das Nervensystem muss die Gelegenheit haben, neue Möglichkeiten zu registrieren. Am Anfang ist es vielleicht nur ein »so tun als ob«, später kommt es zur erlebten Wirklichkeit.
4. Versuchen Sie den Augenblick zu bemerken, in dem man wieder in alte Muster hineinrutscht.
5. Seien Sie bereit, auch im Alltag eine neugewonnene Entspannung und ein neugewonnenes Bewegungsmuster als »normal« zu betrachten.
6. Gehen Sie das Ganze wie ein Spiel an, in dem Sie über sich selbst lachen können. Nicht verbissen werden, wenn's nicht gleich klappt!

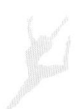

Die Konstruktive Ruhe

Wir haben gesehen, dass es nicht so einfach ist, unvorteilhafte Bewegungsmuster auszuschalten. Denn sobald wir uns bewegen, benutzen wir genau diejenigen Muster, die wir ändern wollen, und verstärken sie damit ungewollt noch mehr. Ich vergleiche die Situation mit zwei konkurrierenden Lautsprecheranlagen: Damit man das Lied der ersten Anlage hören kann, muss die zweite leiser gestellt werden. Auf die Bewegung übertragen, sollen die neuen, effizienteren Bewegungsmuster in den Vordergrund treten, die alten im Hintergrund verschwinden.

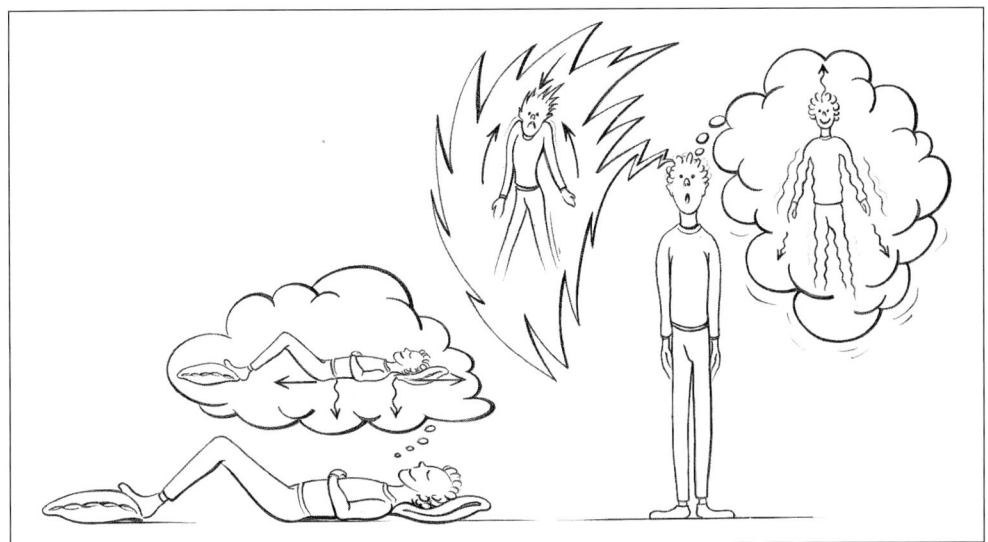

Deshalb schlug Mabel Todd vor, in einer entspannten, liegenden Stellung, der so genannten Konstruktiven Ruheposition (KR), mit Vorstellungsbildern zu üben. Weil man sich nicht aktiv bewegen muss, werden die alten Muster nicht ausgelöst. Schon das Sitzen oder Stehen aktivieren unsere bisherigen Muster und »besetzen« unsere Bewegungssteuerung mit »alten« Informationen. Die neuen Muster können sich unter diesen Umständen kaum durchsetzen (siehe Abbildung). Ein Beispiel: Sie neigen dazu, im Stehen in einer starken Hohlkreuzstellung zu verharren. Sie versuchen, sich vorzustellen, wie sich die Rückenmuskeln entspannen und sich das Becken aufrichtet, aber die alten Muster dominieren zu stark, und es ändert sich wenig.

Sie üben nun in der liegenden KR. Sie stellen sich vor, dass sich die Rückenmuskeln entspannen und haben nun kaum eine Störung der alten Muster, die dazwischenfunken. Die neuen Muster bekommen die Chance, integriert zu werden. Zudem haben Sie die Schwerkraft und den Boden als Verbündete. Die Schwerkraft zieht Ihr Hohlkreuz nach unten, der Boden stößt das Becken nach oben und helfen so, die Haltung zu verbessern.

In meiner Praxis mit der Konstruktiven Ruhe habe ich die Gedanken von Todd erweitert und neue Ideen hineinfließen lassen. Ich finde es sehr wertvoll, wenn gleich nach dem liegenden Üben die Bilder aus der Vorstellungskraft auch mit in die Alltagsbewegungen hineingenommen werden. So erreiche ich meist eine tiefere Integration eines neuen Bewegungsmusters, weil ich die durch die KR gewonnene Oberhand der neuen Muster gleich nutze, um sie in Alltagsbewegungen zu erleben. Dies hilft, die neuen Muster in das Körperbild aufzunehmen.

Bequemes Liegen

Das oberste Gebot der Konstruktiven Ruhe ist eine bequeme Lagerung. Liegt man nicht bequem, so kann man sich nicht auf die Vorstellungsbilder konzentrieren. Vorschläge für eine bequeme Lagerung sind:

1. Viele Menschen liegen besser, wenn die Knie etwa 90 Grad gebogen sind und die Fußsohlen auf dem Boden stehen. Grund dafür sind verkürzte Hüftbeuger und das Y-Band, welches den Oberschenkelknochen mit dem Becken verbindet. Bei gestreckten Beinen entsteht so meist eine Hohlkreuzlage. Selbstverständlich ist es möglich, Konstruktive Ruhe auch mit ausgestreckten Beinen auszuführen.

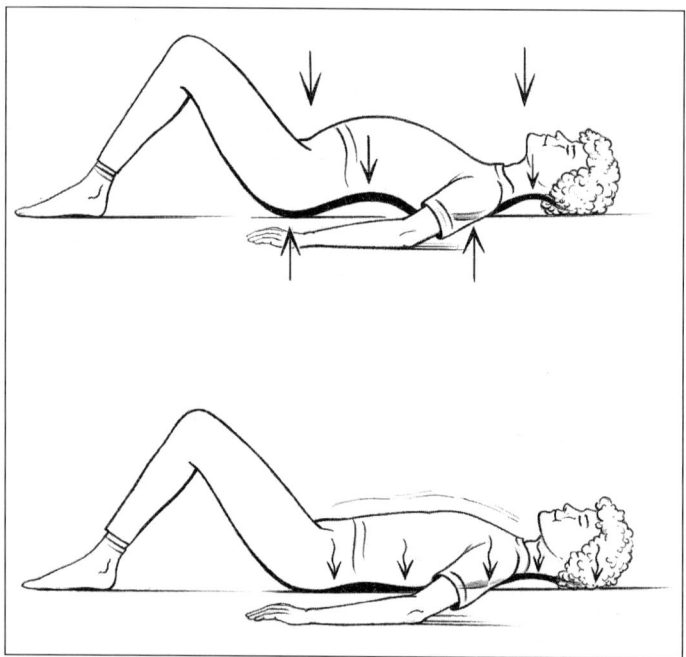

Da die Konstruktive Ruhe unsere Lage gegenüber der dem Zug der Schwerkraft ändert, hilft sie, unseren Rücken zu verlängern und das Hohlkreuz zu vermindern (siehe Abbildung). Im Stehen neigt die Schwerkraft dazu, unsere Wirbelsäule zu stauchen, im Liegen, sie wieder zu verlängern.

2. Damit die Beine nicht zur Seite fallen, können sie mit einem weichen Tuch ein wenig oberhalb der Knie zusammengebunden werden.
3. Ein kleines Polster unter den Fußballen und unter dem Kopf ist für die meisten Menschen eine angenehme Zutat beim Liegen. Vor allem, wenn jemand einen großen Brustkorb hat oder generell im Stehen den Kopf stark nach vorn neigt, ist ein Kissen unter dem Kopf unentbehrlich.
4. Ein kleines Kissen unter dem Becken oder zwei Kissen neben dem Becken sind manchmal ebenfalls hilfreich, um die Lage bequemer zu gestalten.
5. Konstruktive Ruhe kann auch sehr gut mit einem Partner ausgeführt werden, der Ihnen beim Vorstellen der Bilder Berührungshilfen gibt (siehe Abbildung).

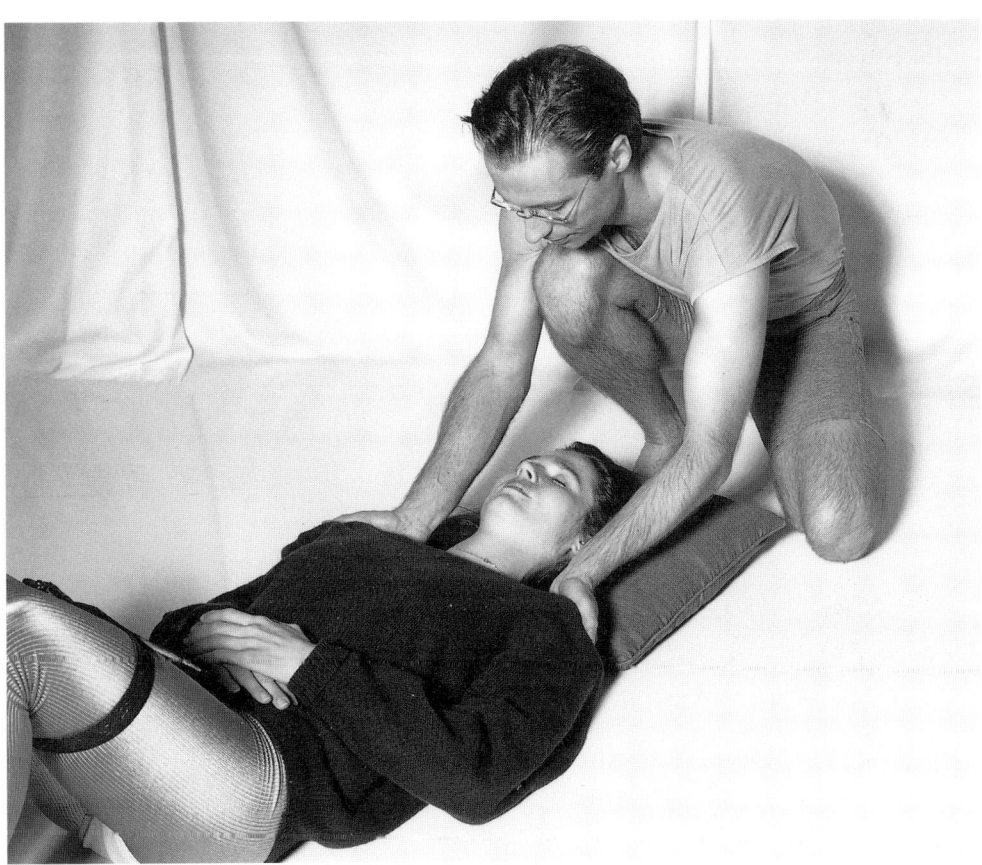

6. Am Ende der Konstruktiven Ruhe umfassen wir die Knie, schaukeln den Körper ein wenig hin und her und stellen uns vor, wie der Rücken sich weitet wie ein Brotteig. Die Hüftfaltung visualisieren wir dabei ganz tief und weich (siehe Abbildung).

7. Vor dem Aufstehen sollte man auf die Seite rollen und sanft den Rücken mit der oberen, freien Hand abklopfen. Wenn Sie einen Partner haben, können Sie sich vor dem Aufstehen den Rücken abstreichen oder ebenfalls sanft abklopfen lassen (siehe Abbildung).

8. Eine Konstruktive Ruhe lässt sich auch mit Musik begleiten. Ich empfehle dabei zum Beispiel sanftes Flötenspiel.

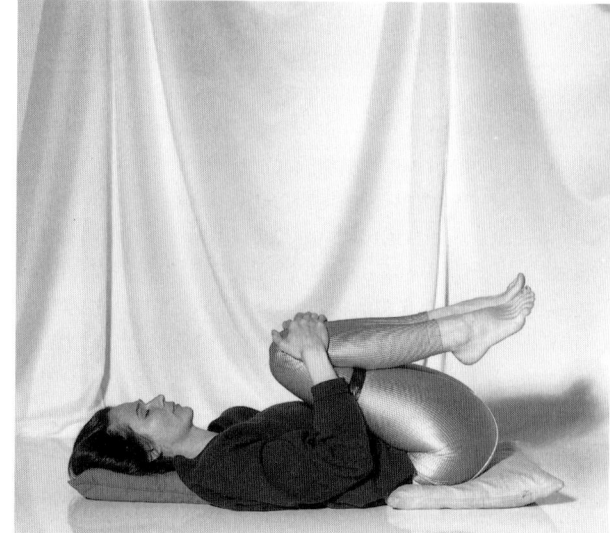

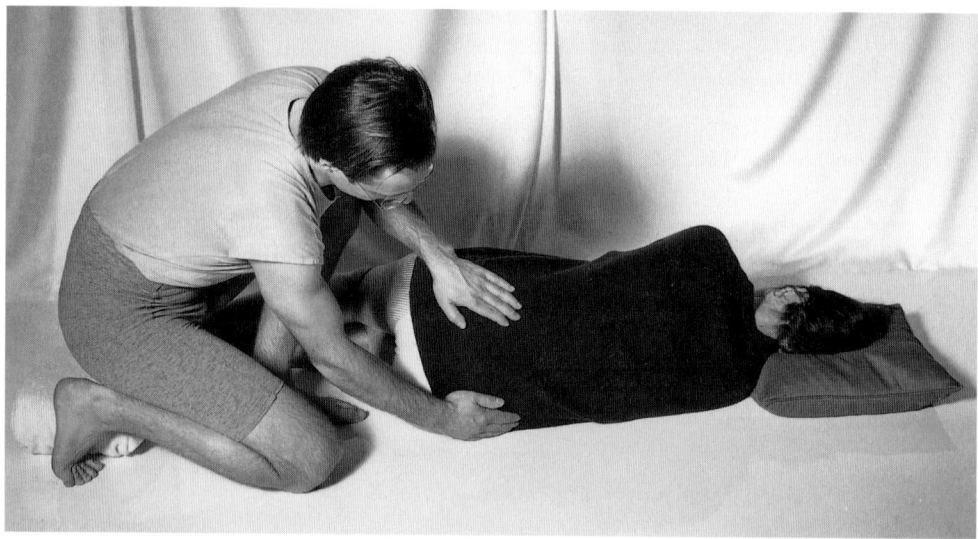

Gedanken zur Konstruktiven Ruhe

1. Wenn man das Resultat einer Übung im Kopf vorwegnimmt, beraubt man sich der Chance, etwas Neues zu entdecken. Mit anderen Worten: einfach Bilder anschauen ohne Erwartungsdruck.
2. Vorgestellte Bewegung genügt. In der KR führen wir keine aktiven Bewegungen aus, sondern unterstützen die Vorstellungsbilder mit kleinen Bewegungen. Andernfalls aktivieren wir nur die alten Muster.
3. Zwingen Sie sich nicht zur Konstruktiven Ruhe. Wenn Sie Lust haben, sich hinzulegen, ist dies eine gute Zeit für die KR, haben Sie dagegen Lust, im Wald spazieren zu gehen, sollten Sie das tun.
4. Altern heißt auch, innerlich immer weniger Bewegung zu erleben. Bewegungsphantasie allerdings verjüngt. In der KR erleben wir Bewegung im Körper. Alle Vorstellungsbilder sollen deshalb bewegt sein.
5. Kreativität bedeutet, den Mut zu haben, etwas Neues zu beginnen, und den Mut zu haben, das zu ändern, was man begonnen hat. In der KR erschließen wir neue Territorien im Körper mit Neugier und Phantasie.

Konstruktive Ruhe: Wasser

Wir stellen uns vor, wir liegen am Strand auf angenehm weichem Sand. Das leichte Einsinken in den Sand empfinden wir als sehr angenehm. Wir sehen den Abdruck, den unser Körper im Sand macht. Wir umfahren geistig den Rand dieses Abdrucks und stellen uns seine Konturen vor. Wir spüren die Tiefe des Abdrucks in Sand. Wie tief liegen der Hinterkopf, die Schultern, die Arme, der Rücken, das Gesäß, die Füße im Sand?

Nun stellen wir uns vor, dass sich unser Rücken im Sand ausbreitet. Er breitet sich aus wie eine Welle, die sich im Sand ausweitet. Wir spüren, wie warm, weich und fließend der Rücken ist (siehe Abbildung). Wir spüren die Bewegung des Rückens, der sich ausbreitet.

Das ins Meer zurückfließende Wasser nimmt unsere Verspannungen mit sich. Es fließt den Rücken entlang nach unten, zwischen den Dornfortsätzen und den Rippen, alle Spannungen lösend.

Das Wasser durchspült die Innenräume unseres Körpers. Unsere Knochen sind in ihrem Inneren bienenwabenähnlich mit vielen Hohlräumen aufgebaut. Wir spüren, wie diese Hohlräume gereinigt und gelockert werden.

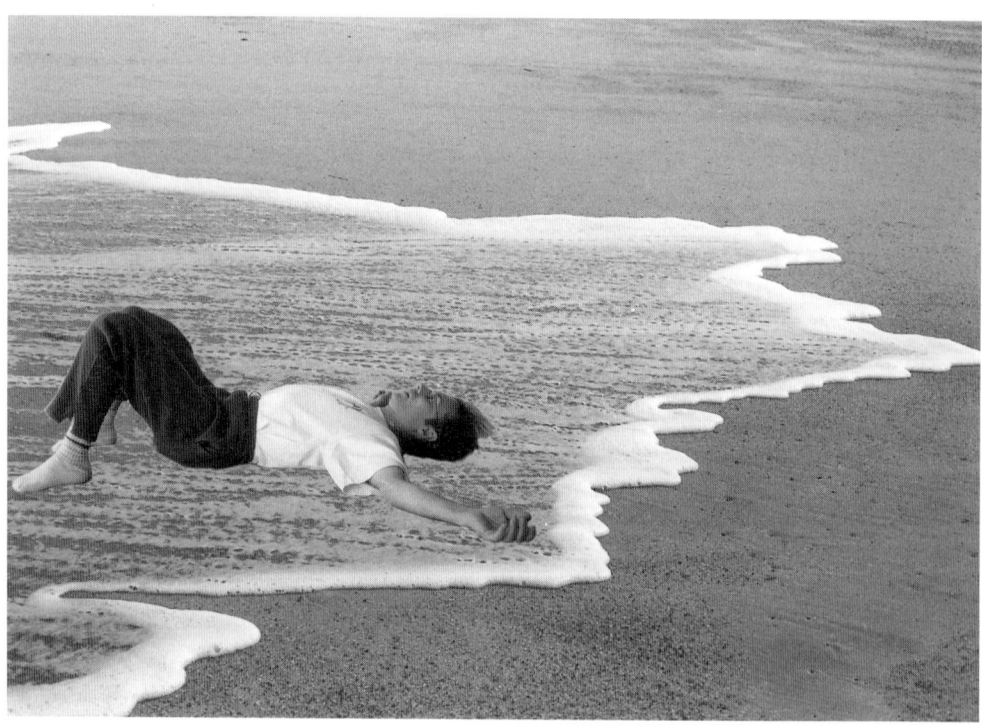

Geräumig und hell,
weite Räume in unseren Knochen,
Wasser reinigt unsere Knochen.
Ein Windhauch über dem Meer
bringt Luft und Licht
in die Tiefe unseres Körpers.

Unsere Augen sind Flüssigkeitsbehälter:
Die Augen
sind gefüllt mit kristallklarem Wasser,
getragen in weichen Höhlen.
Die Augenhöhle ist geräumig,
es gibt Platz für unsere Weitsicht.

Um die Schultern zu lockern, lösen wir das
Schulterblatt vom Brustkorb:
Sand zwischen Schulterblatt und Brustkorb.
Eine Welle fließt zwischen Schulterblatt
und Brustkorb hinein.
Der Sand wird weich,
füllt den Raum aus.
Das Schulterblatt gleitet auf dem Sand
vom Brustkorb weg.

Das Gehirn entspannen:
Zum Spaß
ließ ich mich als Kind auf den Grund
des Schwimmbads sinken.
Das Gehirn schwebt im Wasser
Es setzt sich auf den Grund des Kopfes,
ruht aus.

**Konstruktive Ruhe:
Dialog mit dem Körper**

Es gibt Dinge, die unser Körper weiß, aber unser Bewusstsein nicht erreicht haben. Indem wir mit großer Offenheit und ohne Erwartungsdruck dem Körper Fragen stellen, können wir sehr viel über unseren inneren Zustand erfahren.

1. Wir betrachten einige Minuten lang unsere Atmung.
2. Wir lassen unser inneres Auge ein wenig im Körper umherschweifen. Wir lassen uns Zeit, das innere Auge hat es nicht eilig.
3. Wir schauen von innen her in den Brustkorb, in das Becken, in den Kopf, in die Arme, Hände, Beine und Füße.
4. Dann stellen wir uns die Frage: Gibt es eine Stelle, die unser inneres Auge anzieht? Gibt es einen Punkt oder einen Bereich in unserem Körper, den wir genauer betrachten wollen als die anderen? Es muss keine offensichtliche Logik hinter der von unserem inneren Auge ausgewählten Stelle sein.
5. Wir fragen diese Stelle: Gibt es etwas, was ich für dich tun kann? Gibt es etwas, das ich spüren oder wissen sollte? – und warten gelassen auf eine Antwort.
6. Die Antwort entspricht vielleicht nicht unseren Erwartungen. Es könnten Worte sein, ein Bild, ein Gefühl, ein Geräusch oder der Drang nach einer bestimmten Bewegung, die sich bemerkbar macht.
7. Wenn wir feststellen, dass wir in Gedanken von unserem Körper abgeschweift sind, kehren wir wieder zu unserer Atmung zurück. Dann beobachten wir, zu welcher Stelle in unserem Körper das innere Auge hingezogen wird, und stellen die Frage: Was kann ich für dich tun? – und warten auf eine Antwort.
8. Wenn der Beantwortungsprozess beendet ist, können wir beobachten, wohin unser inneres Auge neuerlich gezogen wird, oder unsere Erfahrungen und Bilder in unserem Journal aufzeichnen.

**Konstruktive Ruhe:
Schwere, Leichtigkeit**

Das Erlebnis der Schwere ist von großer Bedeutung für die Entspannung. Oft genügt ein Spüren der Schwere in einer bestimmten Körperstelle, um sie von ihrer Verkrampfung zu befreien. Der Gegenpol zur Schwere bildet die Empfindung der Leichtigkeit. Leichtigkeit wird erlebt, wenn die Schwere als Basis vorhanden ist. Im verkrampften Muskel fehlt sowohl das Empfinden der Schwere als auch das Empfinden der Leichtigkeit. In der nächsten Konstruktiven Ruhe wollen wir uns deshalb mit der Schwere und der Leichtigkeit auseinander setzen – bis in die einzelnen Zellen hinein.

1. Wir legen uns in die KR und beobachten einige Minuten lang unsere Atmung.
2. Wir stellen fest, dass wir jederzeit darüber entscheiden können, welche Gedanken wir vor unserem inneren Bildschirm aufflackern lassen wollen und welche nicht.
3. Wir entscheiden uns jetzt für Ruhe vor dem inneren Bildschirm. Falls störende Gedanken aufkommen, so stellen wir uns vor, dass sie schmelzen und zerfließen. Wir sagen uns, dass jedem Gedanken das Schicksal »Zerschmelzung« droht – und schon bald haben wir einen ruhigeren Kopf.
4. Wir visualisieren unsere Körperzellen. Wir stellen fest, dass jede Zelle ein Oben und ein Unten hat.
5. Jede Zelle hat einen Unterbauch, eine der Erde zugewandte Seite, und wir spüren deren Schwere. Jede Zelle hat eine obere, dem Himmel zugewandte Seite, und diese hat mehr Leichtigkeit.
6. Wir überlassen unsere Zellen der Schwerkraft – jede einzelne davon. Wir halten sie nicht vom Erdboden fern, wir lassen sie nach unten sinken.
7. Unsere Zellen sind auch gegeneinander beweglich – sie können in ihrer Schwere aneinander gleiten, sie haben eine bewegliche Schwere.
8. Wir spüren die Schwere der Zellen in unserem Nacken, wir spüren, wie sie sinken, sich der Erde überlassen und in diesem Tun aneinander vorbeirutschen.
9. Wir spüren die Schwere der Zellen in unserer Schulter. Wir spüren, wie diese Zellen sinken, sich der Erde überlassen und aneinander gleiten.

10. Wir spüren die Schwere der Zellen in unserer Lendenwirbelsäule, wir spüren, wie sie sinken, sich der Erde überlassen und aneinander vorbeirutschen.
11. Wir spüren die Schwere der Zellen an der Stelle, an der wir im Augenblick Spannung empfinden.
12. Wir spüren, dass unsere Zellen auch eine Leichtigkeit haben, dass sie aus ihrer Schwere zur Leichtigkeit finden können.
13. Wir stehen auf und spüren die Schwere und Leichtigkeit der Zellen.

Konstruktive Ruhe: Knochen, Muskeln

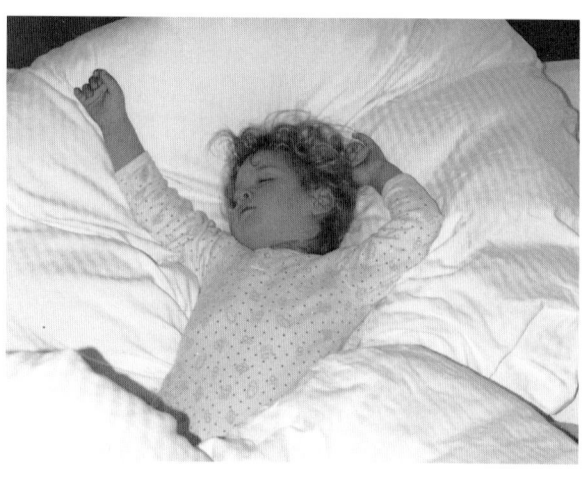

Bei vielen Menschen umklammern die Muskeln die Knochen wie ein zu eng geschnürtes Mieder. Dies hat fatale Folgen für die Bewegungsqualität und engt die Gelenke ein, die sich nicht mehr in ihrer natürlichen Freiheit bewegen können. In der nächsten KR und der darauf folgenden Bewegungsimprovisation wollen wir versuchen, diese beiden wichtigen Strukturen des Körpers ein wenig voneinander zu lockern.

1. Wir legen uns in die KR und beobachten unsere Atmung. Wir stellen uns vor, dass unsere Knochen in den Muskeln ruhen. Unsere Knochen ruhen entspannt im Daunenbett der Muskeln. Was bedeutet es, zu ruhen? Sich wirklich der Ruhe hinzugeben? Unsere Knochen ruhen wie der völlig entspannte Schlaf eines Kindes.

2. Wir stellen uns vor, wie die Muskeln die Knochen umhüllen. Wie ein seidenes Sommerkleid umschmiegen die Muskeln die Knochen. Ein Windhauch genügt, damit die Muskeln locker um die Knochen schwingen.
3. Wir bewegen uns mit diesen Gedanken: Die Knochen bringen die Muskeln in die Bewegung. Die Muskeln bewegen die Knochen.
4. Welche Vorstellung gefällt uns besser?

Konstruktive Ruhe: Nervenentspannung

1. Wir legen zwei kleine Overbälle (siehe Adressen, Seite 176) unter die Gesäßbacken und führen sanfte Schaukelbewegungen mit dem Becken aus.
2. Wir legen die Hände auf den Bauch und spüren, wie unsere Organe nach unten auf die Wirbelsäule sinken. Wir lassen sie sinken wie Sandstaub, der sich langsam auf den Meeresboden legt.
3. Wir spüren, wie unsere Bewegungen die Organe wie ein Baby zur Ruhe wiegen.
4. Unsere Bauchmuskeln, die oberflächlichen und die tiefen, dürfen entspannen. Der Bauch hebt und senkt sich langsam mit der Atembewegung.
5. Wir stellen uns die vielen Nerven in diesem Bereich vor (schwebend wie eine Seeanemone, siehe Abbildung Seite 70). Wir betrachten diese Nerven mit einem ruhigen Blick. Unser Blick verrät den Nerven, dass es Zeit ist zum Ruhen, dass es Zeit ist zum Sein, zum Existieren ohne Hast.
6. Wir spüren, wie die Nerven nach unten sinken und auf dem Boden des Bauches ausruhen, neben der Wirbelsäule, tief im Körper. Es gibt nichts zu tun, es gibt nur die Ruhe.
7. Wir nehmen die Bälle weg, spüren unseren Rücken und lassen uns genug Zeit, um aufzustehen.

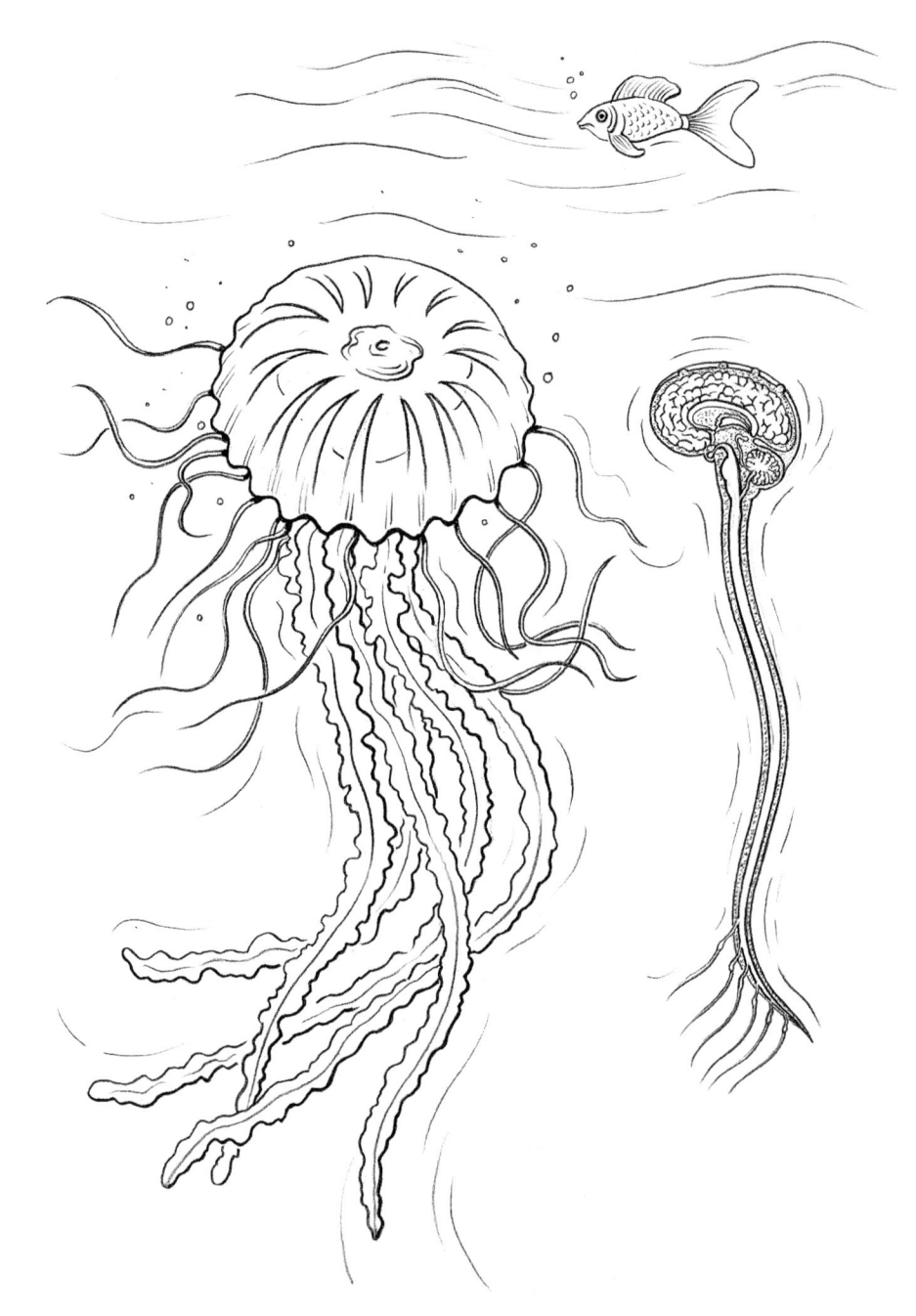

Die Körperhaltung

Eigentlich ist das Wort Haltung eine ungünstige Bezeichnung für die ideale Aufrichtung des Körpers. Was wir nämlich in der Haltungsschulung erzielen wollen, ist das pure Gegenteil von Halten, sprich Festhalten. Eine gute Haltung ist bewegt, locker und bedarf keiner Anstrengung. Wenn man eine gute Haltung hat, denkt man gar nicht daran, sie ist einfach da. Wenn man eine Haltungsschulung betreibt, die darauf basiert, sich in eine bestimmte Stellung zu zwingen, bleibt diese künstliche Stellung nicht länger bestehen, als dass man sich angestrengt in dieser Stellung fixiert. Haltungsschulung ist nur von Nutzen, wenn sie hilft, uns ökonomisch und locker zu bewegen. Eine Haltung, welche sich nicht in gute Bewegung ummünzen lässt, ist eine äußerliche, kosmetische Farce. Eine dynamische Haltung und gute Bewegung sind zwei Seiten derselben Münze.

Eigentlich ist dies logisch. Sobald man sich zur »Verbesserung« der Haltung in irgendeiner Form anspannt, den Brustkorb hebt und den Bauch einzieht, hat man die Voraussetzungen für die Bewegung verschlechtert. Wenn man sich bewegt, braucht man dazu Muskelkontraktionen, wenn die Muskeln aber schon durch die Haltung kontrahiert sind, kann man sich offensichtlich nicht mehr so gut bewegen. Man muss die Muskeln zunächst entspannen, um sich zu bewegen, da aber die Haltung auf Anspannung basiert, verliert man mit der Entspannung zugleich auch seine »gute« Haltung. Dies habe ich schon tausendfach beobachten können.

Ich bin immer wieder überrascht, wie vehement die Haltungsschulung, die auf Anspannung beruht, verteidigt wird. Ich entgegne dann, dass ich es jahrelang so versucht habe und deshalb alle meine Gelenke schmerzten, weil sich durch die angespannte Haltung der Druck auf die Gelenke erhöht.

Aber ich glaube, dass noch ein anderes Problem dahintersteckt: Lockerheit wird mit Schwäche verwechselt. Das Image der Stärke ist die Überspannung. Im Kinoknaller wirbelt der Kraftprotz mit relativ steifen Armen und kaum einer Bewegung im Rücken den Gegner durch die Luft. Doch hinter der Kulisse lauert schon der Masseur, um beim Helden den drohenden Hexenschuss abzufangen. Denn Kraft ohne Beweglichkeit hält auch der muskelbepackteste Körper nicht aus.

Da überrascht schon viel mehr die zarte Figur der fernöstlichen Kampfsportlerin, die spielend einen Backstein durchtrennt. Lockerheit ist nämlich nicht Schwäche, sondern die optimale Bereitschaft für jede Bewegung.

Das primäre und sekundäre Skelett

Das Körperskelett kann eingeteilt werden in einen ursprünglichen, älteren und einen neueren, evolutionsgeschichtlich »später« dazugekommenen Teil. Der ältere Teil umfasst die Wirbelsäule, die Rippen und den Schädel ohne den Kiefer. Dies entspricht dem Aufbau früher Wirbeltiere, welche zwar eine Wirbelsäule und einen Brustkorb hatten, aber noch keinen Kiefer. Später kamen die Arme und mit ihnen die Schulterblätter sowie die Beine mit den beiden Beckenhälften dazu.

Dies zu wissen, kann für das Verbessern der Haltung und Beweglichkeit sehr hilfreich sein, denn heutzutage neigen wir dazu, das primäre Skelett abzuschwächen und das sekundäre zu verspannen. Mit anderen Worten: Die Gliedmassen versuchen, die mangelnde Kraft in der Achse und der Mitte des Menschen zu kompensieren. Fitness-Training ist sehr arm- und beinbetont. Die Bauch- und Rückenmuskeln werden zwar trainiert, nicht aber die Integration der Arme und Beine über die Mitte des Körpers. Falls Wirbelsäulenbewegungen stattfinden, dann meist ausgelöst von Armbewegungen.

Dies aber war bei jedem Menschen einmal anders. Das Kleinkind bewegt seine Wirbelsäule schon sehr intensiv und auf vielfältige Weise. Bevor es seine Arme und Beine so richtig zum Stützen einsetzt, ist es bereits fähig, auf dem Bauch über die Länge des Kinderbettes ähnlich einer Raupe vorwärts zu robben. Dies geht zwar sehr langsam vor sich, ist aber enorm wichtig für die Entwicklung der Kraft, denn so wird jedes Wirbelgelenkchen aktiviert. Erwachsene haben meist die Fähigkeit, einzelne Wirbel untereinander zu bewegen, verloren.

Gerade dies wäre aber sehr kräftigend, denn das Ganze ist nur so stark wie die Summe seiner Teile. Wie kann man erwarten, dass die Wirbelsäule kräftig ist, wenn die Bewegung unter den Teilen nicht mehr vorhanden ist? Ohne diese Bewegungsfähigkeit erzeugt Krafttraining für Bauch- und Rückenmuskeln nur noch mehr Druck in den Bandscheiben und Wirbelgelenken, also gerade das, was wir vermeiden wollen.

Urtümliche Wirbelsäulenbewegung

Wir legen zwei Bälle unter das Becken und zwei Aktiva-Bälle unter den oberen Rücken. (Ich empfehle meist Aktiva-Bälle, weil sie rutschfest und genügend weich sind, siehe Seite 176.) Sie können auch gewöhnliche Kaufhaus-Bälle aus Plastik (etwa 1 ½ x so groß wie ein Tennisball) verwenden. Tennisbälle sind ungeeignet, weil sie zu klein und zu hart sind. Unter dem Kopf liegt ein Kissen. Wir lassen unser Körpergewicht auf die Bälle sinken. Nun beginnen wir, langsame, schlangenhafte Bewegungen mit der Wirbelsäule auszuführen. Versuchen Sie, alle Teile der Wirbelsäule einzubeziehen und aufzuwecken. Nach etwa fünf Minuten nehmen Sie die Bälle weg und stellen fest, was sich an Ihrer Wirbelsäule »neu« anfühlt. Können Sie dieses Gefühl auch ins Sitzen, Stehen und Gehen übertragen?

Improvisation: Wirbelsäulenschleiertanz

Wir stellen uns vor, dass unser Körper lediglich ein lockerer Schleier ist, der sich um die Wirbelsäule hüllt (siehe Abbildung Seite 74). Wir wählen eine Musik aus, die uns beschwingt und zum Bewegen animiert, und stellen uns vor, dass all unsere Bewegungen von der Wirbelsäule ausgelöst werden. Unsere Arme schwingen, weil die Wirbelsäule schwingt, unsere Beine pendeln, weil die Wirbelsäule den Anstoß dazu gegeben hat, unser Brustkorb dreht, weil die Wirbelsäule zuerst gedreht hat. Der ganze Körper ist ein lockeres Seidentuch, dass den schwungvollen Bewegungen der Wirbelsäule folgt.

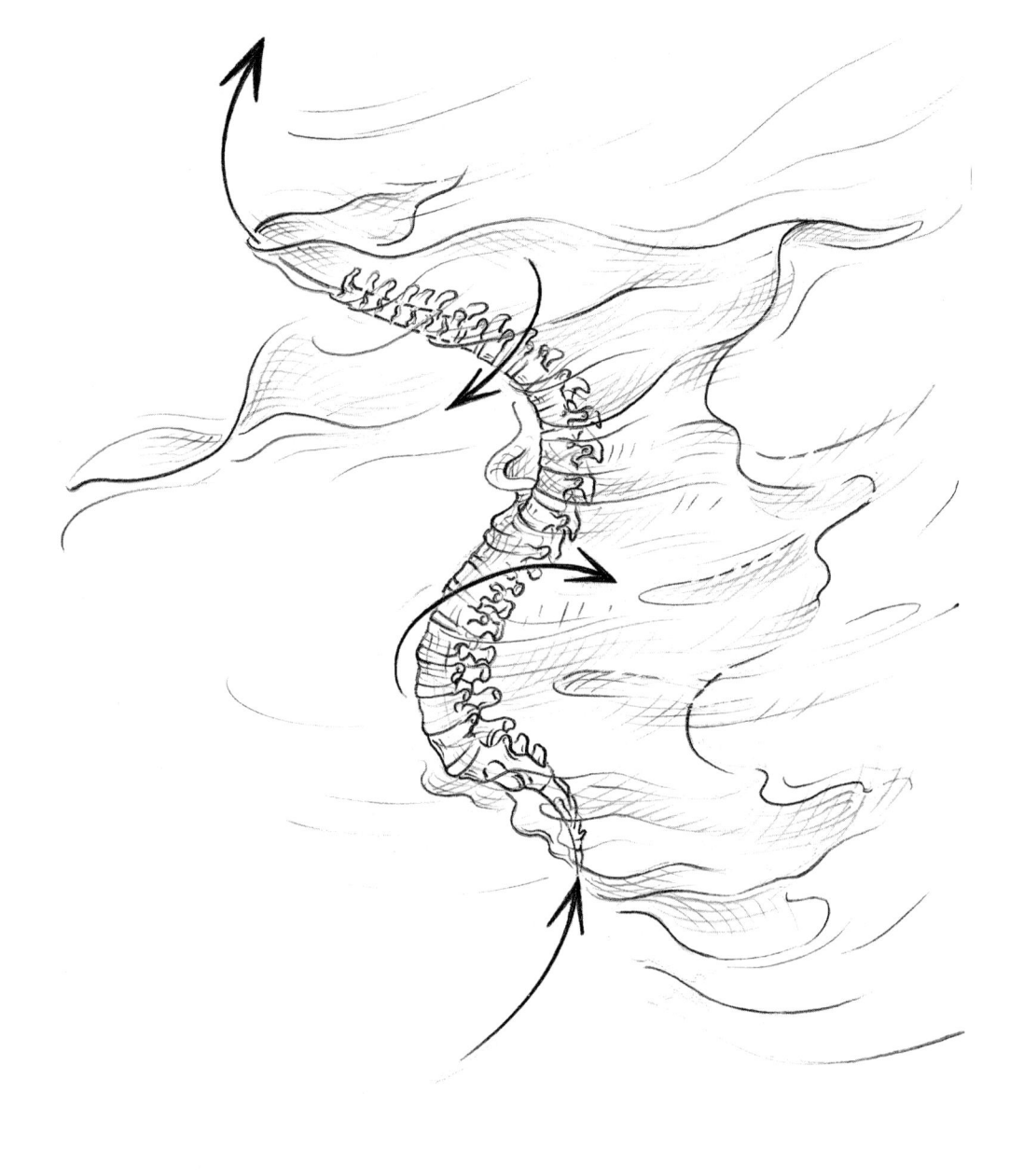

Warum hat die Wirbelsäule Kurven?

Im Gegensatz zu den Tieren ist die menschliche Wirbelsäule nicht horizontal, sondern vertikal ausgerichtet. Hoch oben am Ende einer langen, geschwungenen Säule sitzt ein schwerer Kopf. Diese Situation bietet Vorteile: Wir behalten den Überblick, wir können rasch die Richtung wechseln, wir sehen besser in die Ferne als unsere »Tierkonkurrenz«. Vorausplanung, nicht rohe Kraft, war für den Menschen vor Tausenden von Jahren wichtig und ist es auch heute noch.

Ihrer zentralen Lage wegen nimmt die Wirbelsäule eine Schlüsselstellung für unsere Körperhaltung ein. Um gut zu funktionieren, braucht sie eine gesunde, ausgeglichene Doppel-S-Kurve. Von hinten gesehen, entdecken wir zwei Stellen, die »hohl« oder konkav, und zwei Stellen, die leicht gewölbt oder konvex sind. Die beiden konkaven Stellen sind die Hals- und Lendenwirbelsäule, die beiden konvexen die Brust- und Kreuz-Steißwirbelsäule. Das Ganze bildet das Doppel-S, welches im ausgeglichenen Zustand keine Probleme bietet.

Aber wieso gerade ein Doppel-S? (Siehe Abbildung a–d.) Wäre die Situation nicht einfacher, wenn wir eine gerade Säule hätten (a)? Tatsächlich wäre eine gerade Säule vorteilhaft – wenn wir uns nicht bewegen müssten, denn andernfalls würde

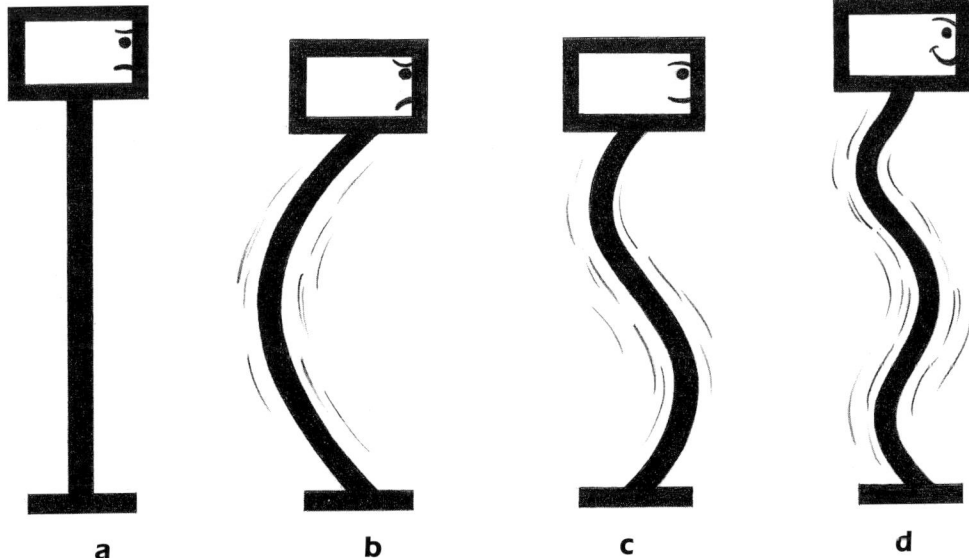

es schnell zu einer physikalisch ungünstigen Belastung führen (b). Zudem wäre der Brustkorb bei einer geraden Säule schwer unterzubringen (siehe Abb. rechts). Dank der Kurven kann der Brustkorb besser über unserer Standfläche positioniert werden.

Ebenso verhält es sich bei einer Schwangerschaft: Bei einer geraden Wirbelsäule wäre der Platz für das Baby im Becken bei der Geburt enorm beschränkt. Das bei Frauen steiler nach vorn geneigte Kreuzbein erlaubt sogar noch ein Quäntchen mehr Raum. Ein einfaches S würde die Körperlasten zu weit von der Körpermitte entfernen und den Kraftfluss durch die Wirbelsäule erschweren (c).

Mehrere Gegenkurven in Kombination sind zudem stärker als eine einzige (d). Entscheidend für die Funktion einer geschwungenen Säule sind die Bereiche, in denen das Gewicht von einer Richtung in eine andere umgelenkt wird. So wie ein Auto eher in den Kurven dazu neigt, aus der Fahrbahn zu geraten, sind es diese Stellen, an denen die größten Schwerkräfte auftreten. Die Kurven der Wirbelsäule in ausgewogener Balance zu halten ist deshalb von entscheidender Wichtigkeit für die Rückengesundheit.

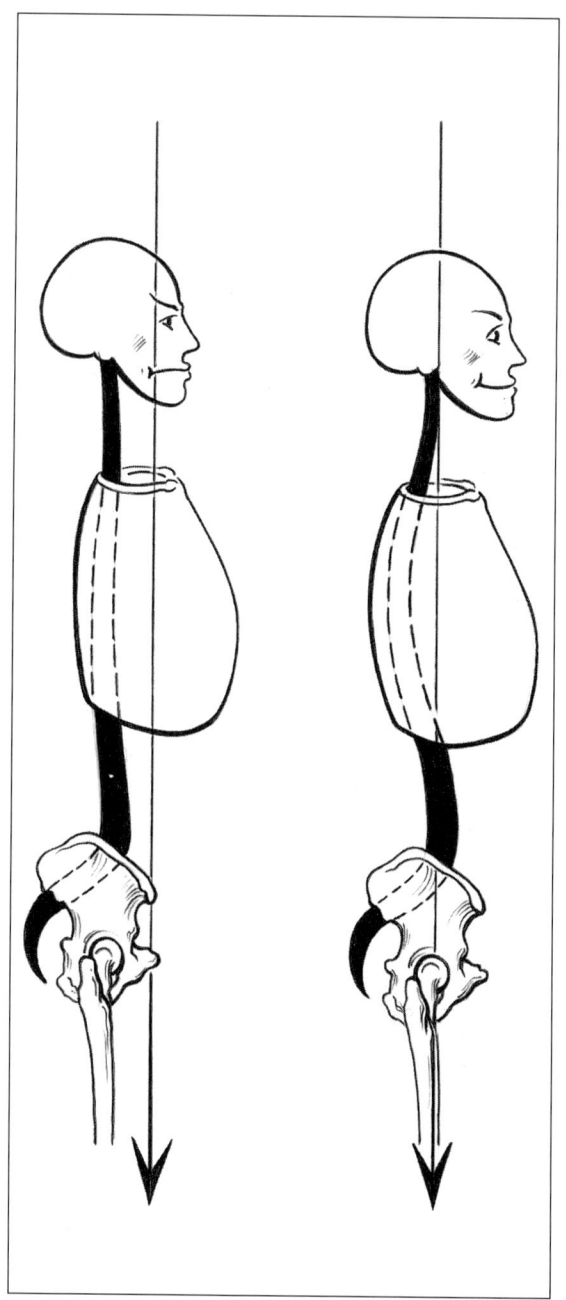

Wirbelsäule in der Pferdekutsche

In der Abbildung erkennen wir, dass die Wirbelsäule gar nicht direkt über den Beinen steht, sondern ein wenig nach hinten verlagert ist. Dies hat Federungswirkung, weil die Kraft der Beine über den Hebel des Beckens indirekt auf die Wirbelsäule übertragen wird. Es ist fast so, als wären die Beine die Pferdchen, die vorausgehen, und das Becken die Kutsche. Die Wirbelsäule sitzt erhaben hinten auf dem Becken. (Viele Menschen verhalten sich allerdings so, als wollten sie ihre Wirbelsäule nach vorn über die Beine [Pferde] fallen lassen, wie es in der Hohlkreuzhaltung oder bei einer eingefallenen Brust der Fall ist.)
Beim Gehen stellen wir uns vor, wie die Wirbelsäule hinten im Becken sitzt und mit jedem Schritt vom Becken abgefedert wird, während uns die Beine vorwärts ziehen.

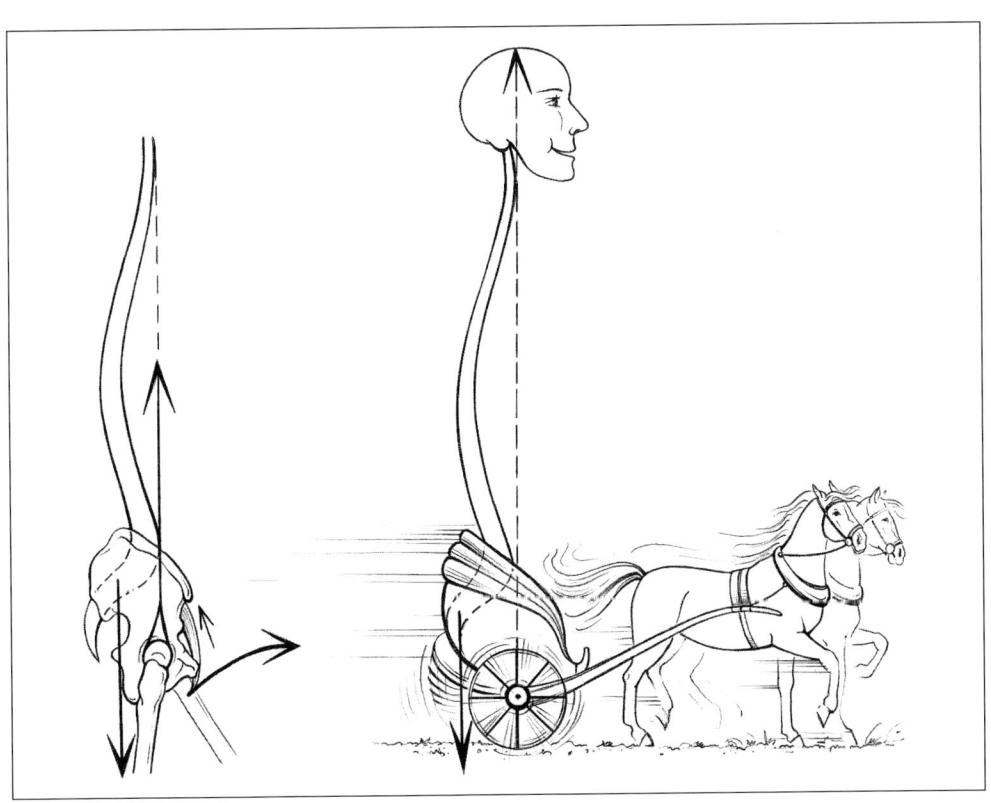

Die Wirbelsäule als Welle

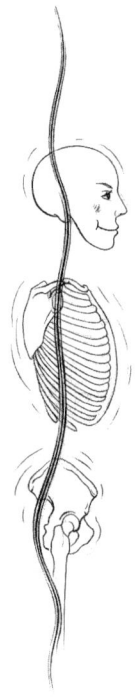

Die Wirbelsäule ist im Meer entstanden aus dem Wunsch der Tiere, sich gerichtet und nicht nur zufällig (als Zellhaufen) fortbewegen zu können. Zellen haben in ihrer Entwicklung von Einzelgängern zum Menschen einen enormen Gemeinschaftssinn und eine große Opferbereitschaft entwickelt. Wenn man sich im Stich gelassen fühlt, erinnere man sich nur an diese Tatsache: Tausende von Zellen sind dauernd dabei, mit dem Einsatz ihres Lebens für unsere Gesundheit zu sorgen.

Die Wellenform ist für die Wirbelsäule sicher ein nahe liegendes Vorbild gewesen. Nach Millionen Jahren Wellengefühl haben die Zellen eine Wirbelsäule in Wellenform geschaffen.

Man könnte also sagen, dass die menschliche Wirbelsäule die Momentaufnahme einer Welle ist, wie es die stehende Abbildung zeigt. Es wäre nun vorteilhaft, wenn wir das Gefühl der Welle und des Fließens wieder in unserer Wirbelsäule einbringen könnten. Jeder Schritt erzeugt eine kleine, von unten nach oben aufsteigende Welle durch die Wirbelsäule (vgl. Abbildungen links und unten). Leider sieht es bei vielen Wirbelsäulen so aus, als wären diese Wellen eingefroren. Solche eingefrorenen Säulen sind dann die nächsten Kandidaten für die Rückenschule.

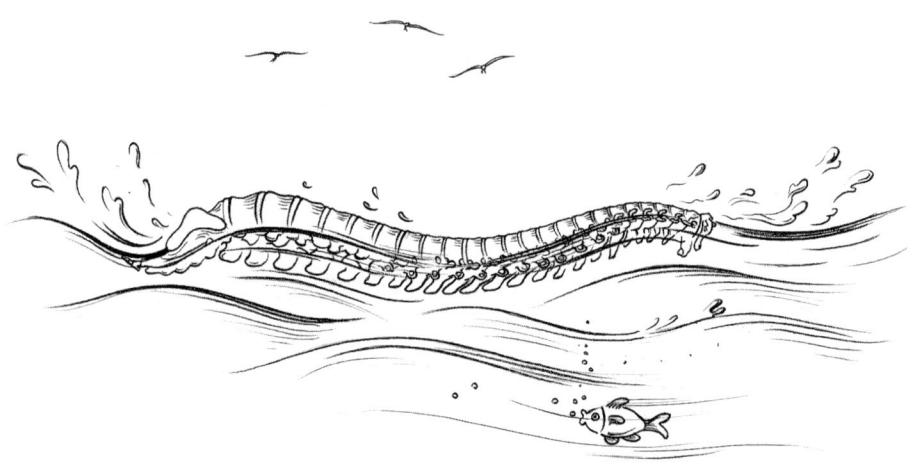

Wirbelkörper und Bandscheiben

Der bauchwärts liegende Teil der Wirbelsäule besteht aus den rundlichen Wirbelkörpern, den Bandscheiben. Der hintere Teil der Wirbelsäule besteht aus dem Wirbelloch für das Rückenmark und verschiedenen Fortsätzen, die nach hinten und zur Seite ausstrahlen. Diese Fortsätze sind Ansatzstellen für Muskeln und Bänder, so dass die Wirbelsäule ein komplexes Gebilde aus Verstrebungen und elastischen Zugelementen darstellt. Dies ermöglicht der Wirbelsäule, enorm beweglich zu sein und dennoch ihre Form beizubehalten.

Die Bandscheiben und die Wirbelkörper übertragen 90% des Gewichts von oben nach unten. Erstaunlicherweise können die Bandscheiben mehr Gewicht aushalten als die aus Knochen bestehenden Wirbelkörper. Trotzdem sind viele Menschen gegenüber den Bandscheiben verunsichert. Ein Grund dafür ist, dass wir uns oft so halten und bewegen, als würde allein der hintere Teil der Wirbelsäule, die Fortsätze, das Gewicht tragen müssen. Dies ist auch nicht überraschend, wenn wir die entsprechenden modischen Vorbilder vor uns sehen, in denen der Rücken gestaucht und deren Bänder auf diese Weise strapaziert werden. Die erwähnte aufsteigende Energie durch die Wirbelsäule ist kaum zu spüren (siehe Abbildung).

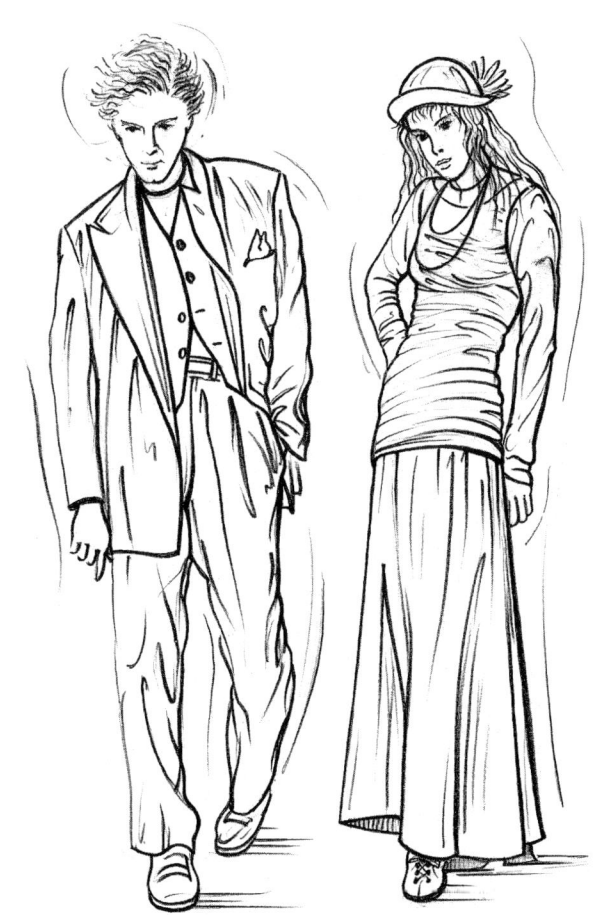

Auch ist ein Mythos entstanden, der besagt, dass die Wirbelsäule (und vor allem die Bandscheiben) die Schwachstelle des menschlichen Bewegungsapparates sei. Ich dagegen meine, dass die Schwäche eher in unserem Haltungs- und Bewegungsbewusstsein liegt als im Körperbau. Wenn man sich vielfältig und ökonomisch bewegt und es immer wieder zur Entlastung der Bandscheiben kommt, bleiben diese gesund. Probleme entstehen, wenn die Bandscheiben durch Muskel- und Organverspannungen nicht mehr richtig ernährt werden.

Wenn jemand eine ungünstige Gewichtsübertragung durch die Wirbelsäule hat, wird Krafttraining an dieser Situation kaum etwas ändern. Denn Bewegungsökonomie wird nur durch eine Änderung des Bewegungsbewusstseins erzielt. Krafttraining baut die Wirbelsäulenmuskulatur wohl auf, ändert aber nicht zwingend das Bewegungsverhalten. Gewiss ist die Wirbelsäule danach mehr stabilisiert, dies aber ebenso auch in ihren Bewegungsschwächen. Die Sache verhält sich ähnlich wie beim Schiefen Turm von Pisa: Er ist immer noch schief, auch wenn er durch

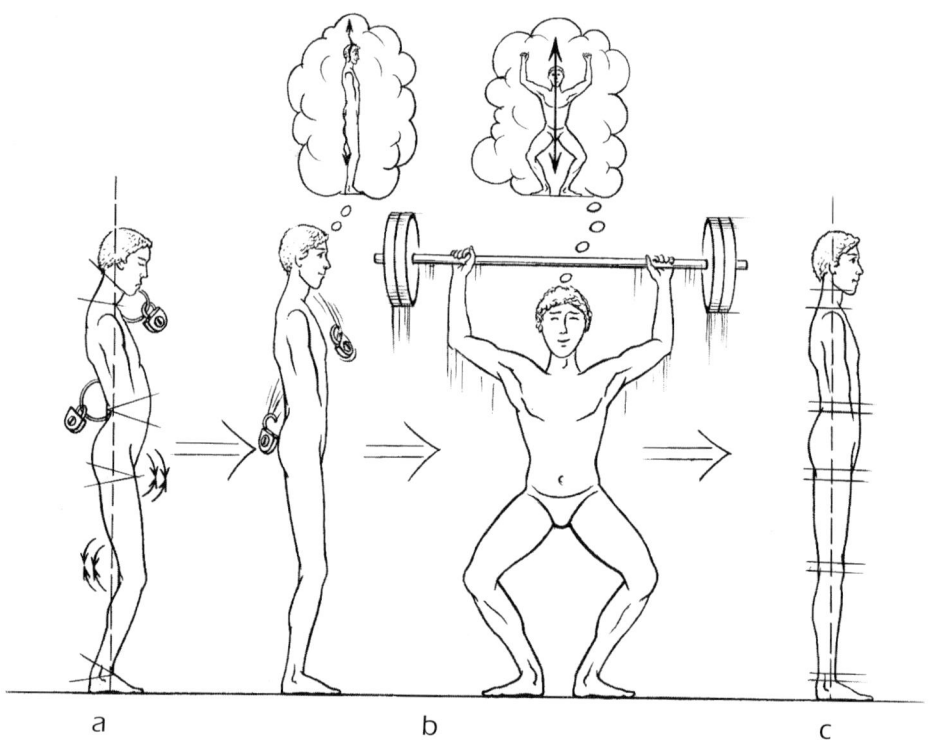

a   b   c

immer mehr Verstrebungen und Zementblöcke (Kraftpakete) stabilisiert wird. Es ist nur eine Frage der Zeit, bis gewisse Steine zerquetscht werden oder der Turm gänzlich umfällt.

Unser Ziel jedoch ist es nicht, einen schiefen Turm zu stützen, sondern ihn ins Lot zu bringen, sprich, eine von ihrer Haltung und Bewegung her gesunde Wirbelsäule zu schaffen. Deshalb betrachte ich Krafttraining für den Rücken in den meisten Fällen als »Notlösung«, die uns Zeit verschafft, herauszuspüren, was an unserem Verhalten geändert werden muss, um die Ursachen des Rückenproblems auszuschalten. Die meisten Menschen verharren aber in der Notlösungsphase, weil sie durch die anfänglichen Erfolge des Trainings das Gefühl bekommen, ihr Problem sei lediglich Kraftmangel.

Wenn wir jedoch einmal unser Bewegungsmuster verbessert haben, wird unser Krafttraining sehr nützlich sein: Wir trainieren dann nicht nur Kraft, sondern auch ein gutes Bewegungsverhalten. Es ist deshalb davon abzuraten, die Wirbelsäule zum Beispiel einfach an eine Wand zu drücken, um so eine bessere Haltung zu kreieren. Warum? Die Wand erzeugt ein ungünstiges Körpergefühl und fördert die schon zu stark vorhandene Steifheit nur noch mehr. Fazit: Einem Krafttraining sollte also eine intensive Phase der Haltungs- und Bewusstseinsschulung vorausgehen. Die Abbildung links verdeutlicht diesen Prozess: Unsere Gelenke sind durch verspannte Muskeln blockiert (a); wir verbessern die Haltung mit Ideokinese (b); wir bauen die Kraft in einen gut koordinierten Körper ein (c).

Kreislauf, Wirbelsäule und Champagner

In der KR (siehe Seite 58 ff.) stellen wir uns vor, wie ein Fluss, ein mächtiger Wasserstrom, vorn an unserer Wirbelsäule nach oben fließt. Nachdem das Wasser das obere Ende der Brustwirbelsäule erreicht hat, purzelt es wie ein Wasserfall über die Rückseite der Wirbelsäule nach unten zum Steißbein und löst dabei sämtliche Verspannungen, indem es sie einfach wegspült.
Die Kreislaufübung lässt sich auch gut mit Partner ausführen. Mit einer Hand streichen wir beim andern vorn am Körper sanft vom Schambein bis zum Brustbein nach oben, um das Gefühl für den Fluss zu fördern. Mit beiden Händen streichen wir links und rechts am Rücken hinunter, um das Gefühl des Lockerns zu vermitteln.

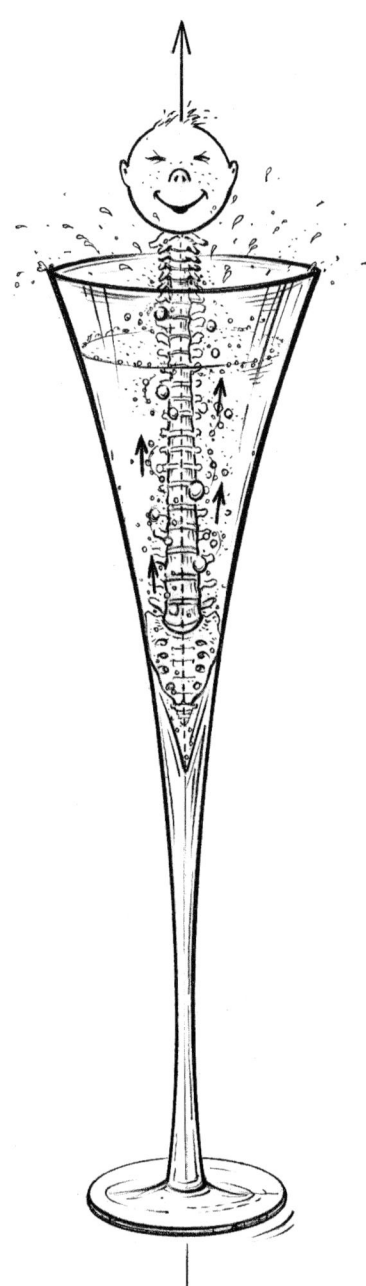

Und nun ein Bild für Partyfreunde: Nachdem wir den Zyklus in der KR (siehe Seite 58 ff.) eine Viertelstunde geübt haben, rollen wir auf die Seite, klopfen uns auf den Rücken (falls wir keine/n Partner/In haben) und stehen auf. Wir stellen uns nun im Stehen vor, dass kleine prickelnde Champagnerbläschen (für die Nichtalkoholiker/Innen Kohlensäurebläschen im Mineralwasser) vorn an der Wirbelsäule nach oben steigen.

Wir spüren, wie die Bläschen der Wirbelsäule einen Drall nach oben vermitteln. Diese lockeren Bläschen führen zu einem Gefühl der prickelnden Frische, so als wäre unsere Wirbelsäule von funkelnden Sternen getragen.

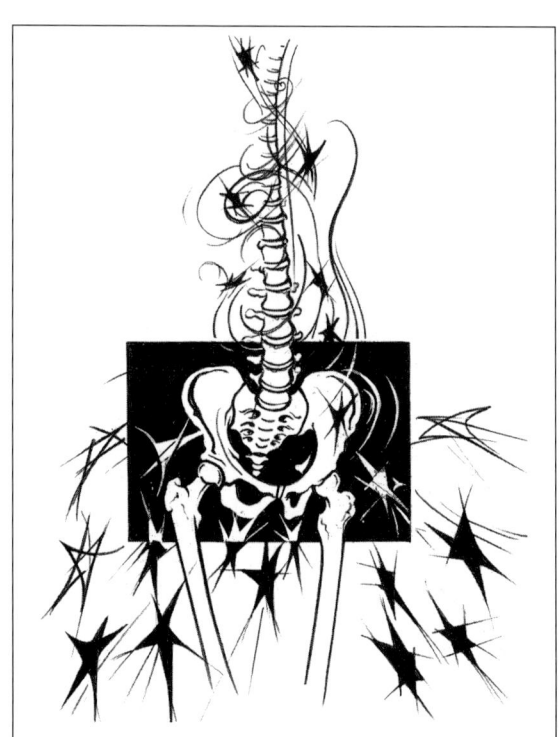

Kiefer und Wirbelsäule

Kein Gelenk im Körper wird mehr gebraucht als die Kiefergelenke. Ob beim Sprechen, Essen, Schlucken – dauernd werden sie intensiv eingesetzt. Wie oft aber führen wir Kiefergymnastik oder Kieferentspannungsübungen durch? Der Kiefer hätte es bitter nötig. Denn Spannungen im Kiefergelenk strahlen in die Wirbelsäule aus, beeinflussen die Atmung und die gesamte Verdauung und können sogar für Kopfweh und Nackenschmerzen verantwortlich sein.

Das Kiefergelenk besitzt einen Diskus, welcher zwischen der Gelenkpfanne im Schädel und dem kugeligen Gelenkkopf des Kieferknochens liegt. Dieser Diskus ist ein weiches, aber sehr starkes längliches Polster, das wir uns als schlüpfrige Wassermatratze vorstellen können. Fazit: Wir haben links und rechts je zwei Kiefergelenke. Ein oberes zwischen Schläfenbein und Diskus, ein unteres zwischen Diskus und Kiefergelenkkopf.

Kiefer hängen lassen

Wir finden das Kiefergelenk, indem wir die Finger gleich vor die Ohrläppchen legen und etwas nach oben rutschen. Wenn wir nun den Mund öffnen und schließen, erleben wir das Kiefergelenk in Aktion. Wir spüren, dass sich unter unserer Haut der Gelenkkopf des Kiefers nach vorn und nach unten bewegt, wenn wir den Mund weit öffnen. Wir spüren viel Raum und viel Platz in diesem Gelenk.

Wir stellen uns vor, der Kiefer wäre nur locker am Schädel befestigt. Wir neigen den Kopf nach rechts und lassen den Kiefer nach rechts zur Seite fallen. Wir neigen den Kopf nach links und lassen den Kiefer nach links zur Seite fallen.

Genügt die Schwerkraft, um den Kiefer in seinen Gelenken zu bewegen?

Kieferspannung und Atmung

1. Wir spüren unsere Atmung.
2. Nun spannen wir die Kieferschließmuskeln an, indem wir die Zähne zusammendrücken.
3. Wir beobachten während einiger Atemzüge die Wirkung der Kieferspannung auf die Atmung.
4. Wir entspannen die Kiefermuskeln, indem wir den Mund leicht öffnen und das Gewicht des Kiefers spüren. Welche Wirkung hat dies auf die Atmung? Vielleicht entdecken wir, dass Kieferspannung auch Atemspannung bedeutet.

Der gleitende Diskus

Der Diskus befindet sich zwischen dem Gelenkkopf des Kiefers und dem Schädel. Wenn wir den Kiefer weit öffnen, rutscht dieser Diskus wie eine Luftmatratze unter dem Schläfenbein nach vorn. Die »Schläfenbeinrutsche« ist gewellt wie eine Kinderrutsche, die auf dem Kopf steht. Der Diskus rutscht unter der Rutschbahn nach vorn (Abb. S. 85 oben). Wir legen die Finger vor die Ohrläppchen und bewegen sie ein wenig nach oben. Hier befindet sich dieser Diskus. Erinnern Sie sich an das Gefühl des Gleitens auf einer Kinderrutsche?

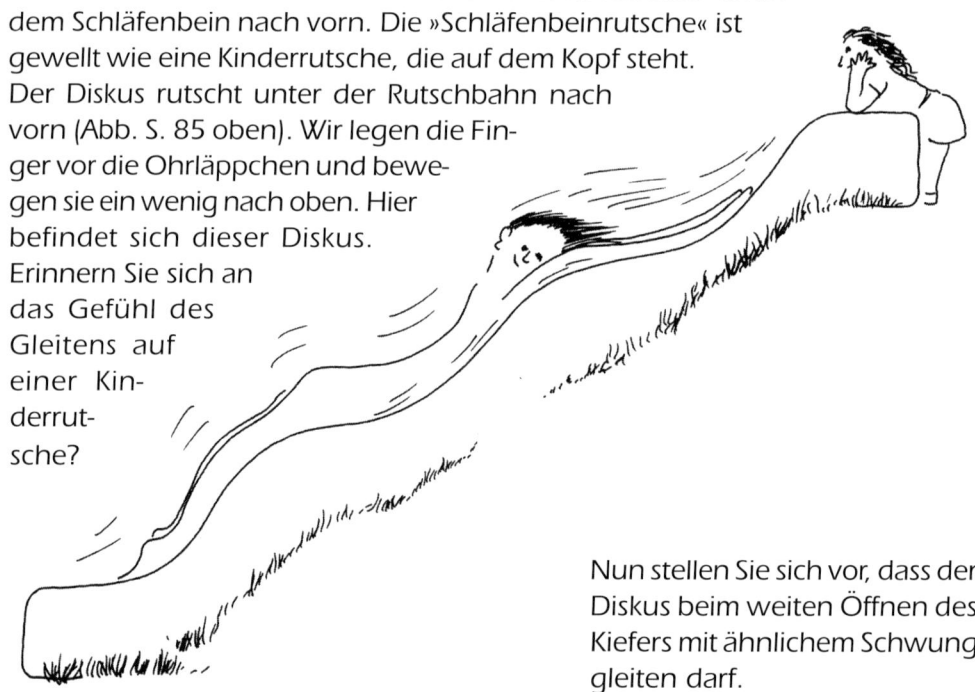

Nun stellen Sie sich vor, dass der Diskus beim weiten Öffnen des Kiefers mit ähnlichem Schwung gleiten darf.

Oft rutscht der Diskus nicht auf beiden Seiten gleichmäßig. Er ist auf einer Seite »lockerer«. Bewegen Sie den Kiefer ein wenig hin und her. Vielleicht fühlt es sich einfacher an, den Kiefer auf eine Seite zu bewegen. Bewegen Sie ihn erneut hin und her, und stellen Sie sich vor, dass beide Disken gleich dick und gleich gleitfähig sind.

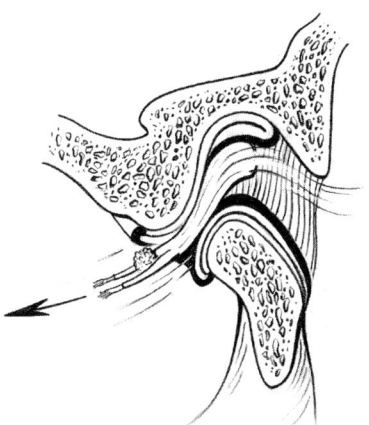

Der Kopf dreht sich um den Kiefer

Meist stellen wir uns vor, dass der Kiefer sich im Schläfenbeingelenk bewegt. Nun üben wir das Gegenteil, wir stellen uns vor, wie der Schädel sich um den Kiefer bewegt. Zuerst spüren wir noch einmal das Kiefergelenk vor dem Ohrläppchen. Wir stellen uns sogar vor, dass der Schädel auf diesem Kiefergelenk ruht. Nun halten wir den Kiefer mit beiden Händen und schaukeln den Kopf um die Kiefergelenke als Drehpunkte. Der Kopf ist die Schaukel, die Kiefergelenksköpfchen sind die Drehpunkte dieser Schaukel (siehe Abbildung).

Der Schädel schaukelt auf dem Kiefer. Wer je ein Baby beim Saugen beobachtet hat, der wird eine Pumpbewegung des Schädels sehen können. Sie stellt die Bewegung des Schädels um den Kiefer dar, die jedes Mal eine kleine Dehnung der Nacken und Rückenmuskeln bewirkt. Als Erwachsene neigen wir beim Essen dazu, den Kopf starr zu halten und nur den Kiefer zu bewegen, ohne dabei noch die Lockerheit des Schädels zu spüren. Der nächste Abschnitt wird diese Situation noch weiter erhellen.

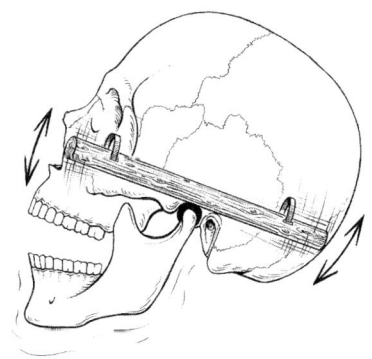

Der Kopf sitzt im Sattel

Die Stellung und Bewegung des Kopfes hat einen großen Einfluss auf unsere Körperhaltung, auf die Wirbelsäule und auf das Rückenmark. Ist die Kopfhaltung schief, zu weit vor- oder zurückgeschoben, wird die gesamte Wirbelsäule aus dem Gleichgewicht geworfen. Stellen Sie sich einen Reiter vor, der auf dem Kopf des Pferdes sitzt oder seitlich im Sattel hängt! Ist der Kopf in einer ungünstigen Haltung (siehe auch Abbildung Seite 125), so werden auch die vielen Gefäße und das Rückenmark bei der Austrittsstelle aus dem Schädel gestaucht.

Der oberste Wirbel heißt Atlas und besitzt nicht nur einen, sondern gleich zwei nebeneinander liegende kleine Sättelchen. Sie erinnern an die Sitzmulden eines modernen Bürostuhls. Zuunterst am Kopf befinden sich dementsprechend auch zwei kleine Wölbungen, die genau in diese Sattel hineinpassen. Ich nenne sie die Sitzhöcker des Schädels. So sitzt der Kopf mit seinen Sitzhöckern auf seinem maßgeschneiderten Atlas-Stuhl (siehe Abbildung).

Wenn wir auf einem Stuhl sitzen, können wir spüren, wie wir unser Gewicht auf die Sitzfläche abgeben. Umgekehrt können wir uns auch darauf konzentrieren, wie die Sitzfläche uns trägt. Die Sitzfläche drückt nach oben gegen unser Gesäß. Dies ist eines der Gesetze der Newton'schen Physik: Stößt eine Kraft (unser Gewicht) auf ein Objekt (den Stuhl), löst dies immer eine umgekehrt gerichtete, gleich große Gegenkraft aus (der Stuhl stößt gegen unseren Po).

Dieses Prinzip ist hilfreich, um die Kraftwirkungen im Körper zu optimieren. Eben haben wir uns vorgestellt, wie der Kopf auf den Mulden sitzt. Nun stellen wir uns vor, wie die Facetten den Kopf tragen. Die Facetten, die »Sättelchen«, drücken mit einer Kraft nach oben, welche dem Gewicht des Kopfes entspricht. Es ist wichtig, dass diese Kraft hier, am dafür vorgesehenen Ort, von der Wirbelsäule auf

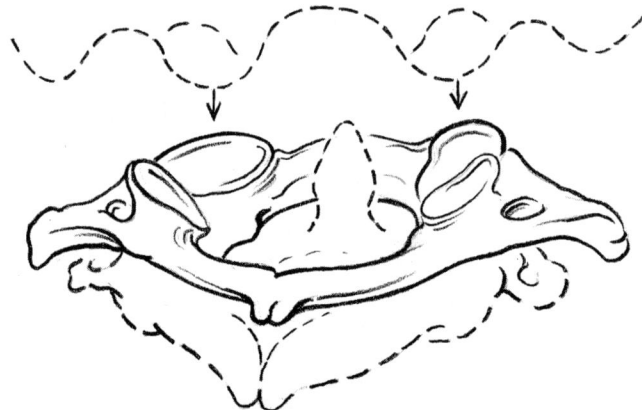

den Kopf übertragen wird. Ist dies nicht der Fall, müssen die Muskeln vermehrt in Aktion treten, was Nackenverspannungen zur Folge haben kann. Gelingt es jedoch, uns diese Übertragungsstelle vorzustellen, entspannen sich die Hals- und Nackenmuskeln, denn nun wird der Kopf vom dafür vorgesehenen Gelenk getragen. Die Muskeln sind jetzt frei, um ihre Hauptaufgabe zu erfüllen: die Bewegung des Kopfes.

Hier kannst du loslassen

Wir betrachten die Stellen, wo die Gewichtsübertragung zwischen Schädel und Wirbelsäule nicht stattfindet, um ihnen mitzuteilen: »Hier kannst du loslassen, der Kopf sitzt gut im Sattel.« Wir visualisieren die Nackenmuskeln als luftig und weich, sogar fließend und sprudelnd wie eine Gebirgsquelle. Wir stellen uns auch die Stelle vor dem Sattel vor: Hier sind die Halsmuskeln, auch diese sollen den Kopf nicht halten müssen. Wir stellen uns vor, wie diese Muskeln weich wie Watte werden. Es fühlt sich an, als würde die Zunge luftdurchlässig, als könnten wir durch die Zunge ein- und ausatmen.

Kopfbalance auf dem Atlas

1. Wir legen unsere Finger hinter die Ohrläppchen. Dort finden wir einen knochigen Vorsprung, den Warzenfortsatz.
2. Gleich unter dem Warzenfortsatz befinden sich die Querfortsätze des obersten Wirbels, dem Atlas. Vielleicht können wir diese Knochenenden unter den Muskeln ein wenig spüren.
3. Wir stellen uns die Verbindungslinie zwischen den beiden Warzenfortsätzen vor. In der Mitte dieser Linie befinden sich die zwei Sitzhöcker des Schädels und die beiden Mulden des Atlas.
4. Wir stellen uns vor, wie der Kopf gleichmäßig auf den beiden Sitzmulden ruht. Wir lassen es zu, dass sich unser Kopfgewicht gänzlich in den dafür vorgesehenen Mulden niederlässt. Wir können dieses Gewichtabgeben unterstützen, indem wir mit einem Seufzer auf MAHH ausatmen, während wir uns vorstellen, wie der Kopf auf dem Atlas ruht.

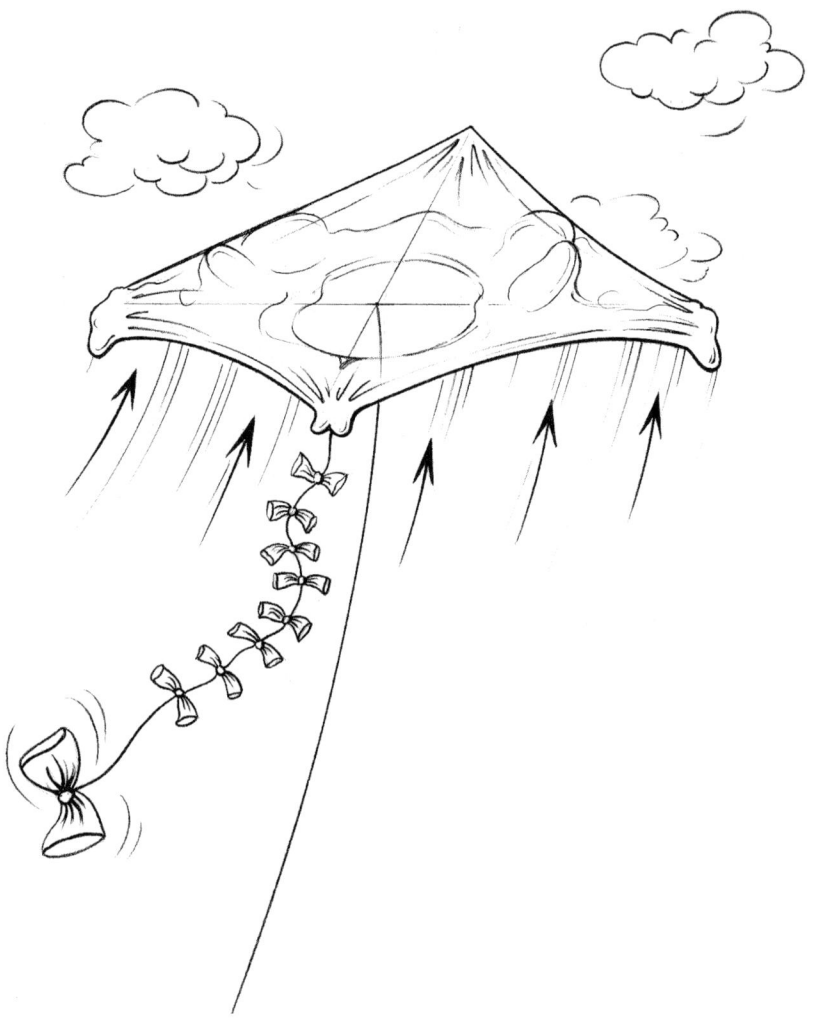

5. Wir achten darauf, dass wir beim Spüren des Kopfgewichts nicht im Hals einknicken. Im Gegenteil, wir erinnern uns an die aufsteigende Energiewelle der Wirbelsäule. Der Atlas schwebt auf der aufsteigenden Energie wie ein Drachen im Wind (siehe Abbildung).
6. Wir schaukeln unseren Kopf in den Atlasmulden vor und zurück. Wir versuchen dabei, nicht den Hals zu beugen und zu strecken, sondern wirklich nur im Gelenk zwischen Schädel und oberstem Wirbel zu bewegen. Wir stellen uns vor, dass die Sitzhöcker des Schädels reibungslos in den Sitzmulden des Atlas gleiten. Wir spüren: Der Kopf sitzt im Sattel.

Das Rückenmark aufrichten

In einer ungünstigen Haltung entsteht ein erheblicher mechanischer Druck auf das Rückenmark. Vor allem im Nackenbereich und beim Austritt des Rückenmarks aus dem Schädel wird durch das gewohnheitsmäßige Vorhalten des Kopfes das Nervengewebe unter Druck gesetzt. Dies kann zu Kopfschmerzen und Schwindelgefühl führen.
Eine extrem starke, schützende Haut, die »Dura Mater«, umgibt das Mark. Diese bietet einen gewissen Schutz, lässt sich aber leicht verbiegen. Innerhalb der Dura und um das Rückenmark herum befindet sich der »Liquor«, eine Flüssigkeit, welche das Hirn und Rückenmark umgibt. So schwebt der zentralste Teil unseres Nervensystems gewissermaßen im Wasser. Anstatt nun die Dura, den Liquor und das Mark als passive Elemente unserer Haltung zu betrachten, wollen wir versuchen, sie als Teil unserer Aufrichtung zu integrieren. Wir lernen, mit diesem Kernstück unseres Körpers bewusster umzugehen.

Die Dura trägt

Wir stellen uns vor, wie Nervenimpulse durch das Rückenmark in das Gehirn aufsteigen. Diese Impulse kommen von all den Bewegungen, die wir ausführen, und von allem, was wir spüren. Wir spüren, wie angenehme Bewegungen auch ein angenehmes Gefühl durch die Dura nach oben steigen lassen. Die Dura selbst ist wie eine Taucherhaut für das Rückenmark und das Gehirn. Wir stellen uns vor, wie die Dura mit dem Rückenmark nach oben schwebt wie ein Taucher, wenn er gegen die Wasseroberfläche strebt.

Der Lendendarmbeinmuskel

Der Lendendarmbeinmuskel oder Iliopsoas spielt für das Erhalten harmonischer Wirbelsäulenkurven eine große Rolle. Schon vor 50 Jahren entdeckte Mabel Todd die zentrale Bedeutung dieses Muskels für die Gesamtkoordination. Eigentlich sprechen wir von zwei Muskeln, welche den gleichen Ansatz haben. Der Lendenmuskel verbindet die Wirbelsäule und die Beine von der Lendenlordose bis zur Innenseite des Oberschenkels. Der Darmbeinmuskel verbindet die Innenseite der Beckenschaufeln mit derselben Stelle auf der Innenseite des oberen Teils des Unterschenkels (siehe Abbildung b).

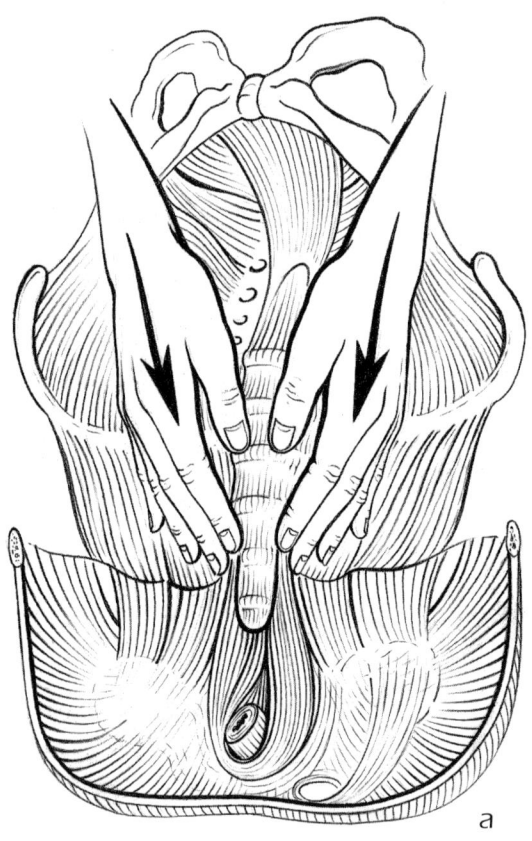

a

Man darf ohne Übertreibung sagen, dass dieser Muskel für die Körperhaltung von entscheidender Bedeutung ist. Ich stelle mir den Lendendarmbeinmuskel als stützende Hände für die Wirbelsäule vor, so fühlt es sich nämlich an, wenn er verlängert und bei Kräften ist (a). Zudem ist er unser wichtigster Hüftbeuger. Wir gehen, springen und steigen Treppen unter maßgeblicher Mithilfe dieses Muskels.

Wir werden nun diese beiden Muskeln etwas genauer betrachten und entdecken, welche enorme Bedeutung sie für unsere Haltung und für unseren Rücken haben.

Der Ursprung des Lendenmuskels befindet sich an den Bandscheiben und an den Querfortsätzen der Wirbel im Lendenbereich. Einen Muskel, welcher einen direkten

Zug zwischen unseren Beinen und den Bandscheiben zulässt, müssen wir besonders pflegen. Unkoordinierte Bewegungen der Beine können über einen verkrampften Lendenmuskel die Wirbelsäule in Mitleidenschaft ziehen. Leider ist gerade dieser Muskel bei vielen Menschen verspannt.

Die Bedeutung des Lendenmuskels wird noch durch andere Faktoren verstärkt. Die Nieren ruhen auf dem Lendenmuskel und das weitläufige lumbale Nervengeflecht befindet sich im und unter dem Lendenmuskel. So erstaunt es nicht, dass viele Menschen nach dem Lösen dieses Muskels ein »wohliges« Gefühl in der Bauchgegend empfinden.

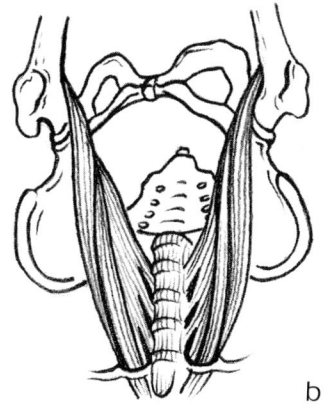
b

Es bestehen auch Verbindungen zwischen dem Zwerchfell und dem Lendenmuskel, so dass unser Atemrhythmus innigst mit dem Gehen verbunden ist. Dies sollte nicht überraschen, denn die Lungenatmung und das Gehen auf Beinen entwickelten sich zur selben Zeit, als die ersten Lebewesen das Land eroberten.

Wie kann es denn zur Verkürzung und Verspannung des Iliopsoas kommen? Im Sitzen liegt die Vorderseite der Lendenwirbelsäule, der Ursprung des Lendenmuskels, näher am kleinen Rollhügel, am oberen Ende des Oberschenkelknochens, der Ansatzstelle des Lendenmuskels. Somit ist dieser Muskel im Sitzen kürzer als im Stehen. Mit der Zeit, und bei unseren Sitzgewohnheiten nicht weiter erstaunlich, gewöhnt sich der Lendendarmbeinmuskel an diese Länge. Wenn wir nach etlichen Stunden des Sitzens endlich aufstehen, können sich unsere Muskeln nicht null Komma nichts an die neue Situation anpassen. Die Folge: Der Darmbeinlendenmuskel zieht die Lende Richtung Beine, es entsteht ein Hohlkreuz, das Becken kippt nach vorn. Diese Haltung belastet auf die Dauer die Wirbelsäule enorm.

Der befreite Rücken

Durch unsere Sitz- und Bewegungsgewohnheiten werden die Kurven der Wirbelsäule wie beschrieben aus dem Gleichgewicht gebracht. In der westlichen Welt haben die meisten Menschen deshalb unter anderem eine verkürzte Hüftbeugemuskulatur. Aber auch unsere Fitness-Trainings, sei es Aerobics, Tanz, Jog-

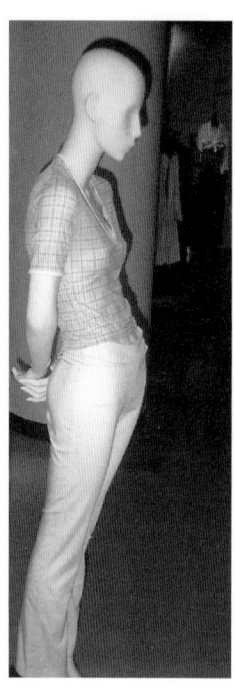

ging oder Gymnastik, betonen die Hüftbeuger mehr als die Hüftstrecker. Dabei wäre eine Verlängerung dieser Muskeln wichtig. Immer wieder stelle ich fest, dass auch Menschen, welche die Hüftbeuger regelmäßig dehnen, stark verkürzte Hüftbeuger haben. Meiner Meinung nach liegen dem Problem die Passivität der üblichen Dehnmethoden und die unverändert gebliebene Bewegungsqualität (siehe »Alternativen zum Stretching«, Seite 35 ff.) zugrunde.

Betrachten wir die nebenstehende Abbildung, so sehen wir eine typische schlechte Haltung. Wie Sie bemerkt haben, handelt es sich um eine Schaufensterpuppe, die, modisch (und nicht von der Warte der Körperhaltung oder der Rückengesundheit her) gesehen, ein gewisses erstrebenswertes Ideal darstellt. Hätte diese Puppe jedoch eine Stimme, so würde sie über Rückenschmerzen klagen.

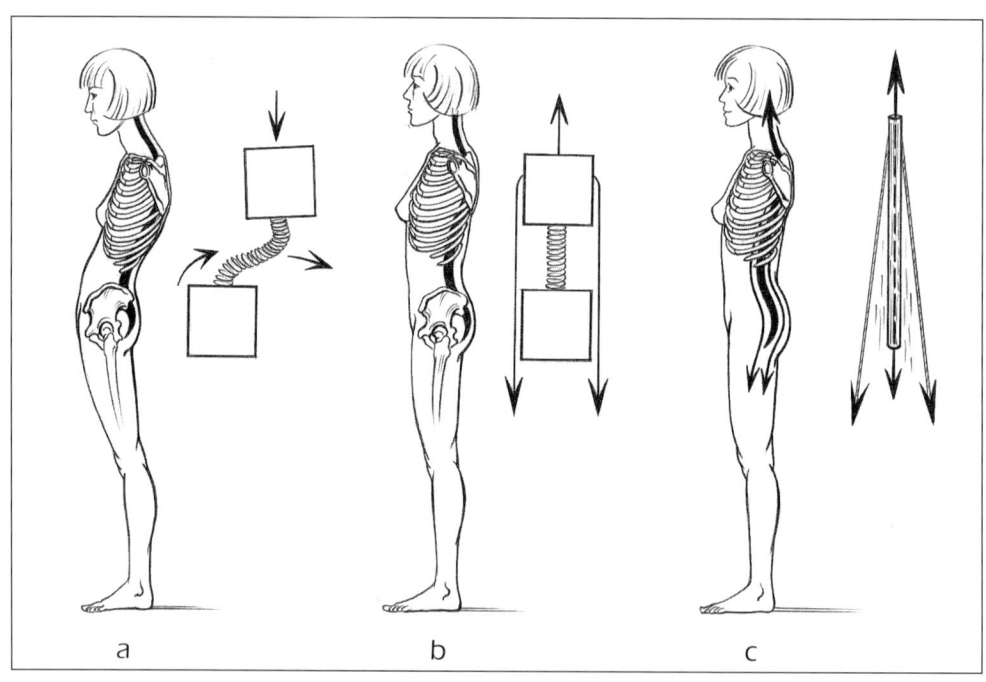

a   b   c

Mit Hilfe der Abbildung links unten a-c werden wir die Folgen dieser Situation für den Rücken gleich besser verstehen. Wir sehen zwei, durch eine Sprungfeder miteinander verbundene Quader. Der obere Quader stellt den Brustkorb dar, der untere das Becken. Durch die Fehlhaltung wird die Feder, sprich Lendenwirbelsäule, arg in Mitleidenschaft gezogen (a). Um die Situation zu korrigieren, müssen wir den Raum zwischen den Quadern vergrößern und die gestauchte Feder verlängern (b). Es reicht nicht, nach alter Haltungsschule die beiden Quader mit äußerlichen Maßnahmen oder muskelkorsettmäßig wieder übereinander zu drücken. Zunächst muss die Feder wieder verlängert werden.

Für Länge im Lendenbereich sorgen Muskeln, welche die Wirbelsäule von allen Seiten umfassen. Hinten sind es die Rückenstrecker und weitere kleinere Muskeln, vorn und seitlich sind es der bekannte Lendendarmbeinmuskel und der viereckige Lendenmuskel. Diese Muskeln sind maßgeblich an der Aufrichtung der Wirbelsäule beteiligt. Wenn wir lernen, diese Muskeln nach unten zu verlängern, wird dies die Wirbelsäule aufrichten.

Ein Vergleich mag helfen, diesen Vorgang besser zu verstehen: Wir stellen uns ein einfaches Zelt vor. Die Zugseile und den Zeltstoff vergleichen wir mit den Muskeln des Körpers, die Zeltstange ist die Wirbelsäule. Wenn wir das Zelt aufstellen, müssen wir die Zugseile und den Zeltüberzug nach unten ziehen und im Boden verankern (c). Sind Seil und Stoff (Muskeln) auf einer Seite zu kurz, so ist die Zeltstange (Wirbelsäule) schief. Ist der Zug zu schwach, fällt die Zeltstange um, ist der Zug zu stark, reißt der Stoff. In der LEA für den Lendendarmbeinmuskel (siehe unten) werden wir die »Seile« so verlängern, dass sie wieder ausgeglichen sind und die Wirbelsäule aufrichten können.

LEA für den Lendendarmbeinmuskel

Muskeln, die ihre Aufrichtkraft eingebüßt haben, werden durch passives Verlängern ihre Funktion nicht besser erfüllen. Das bedeutet, dass der Muskel nicht passiv auseinander gezogen, sondern aktiv an der Verlängerung beteiligt werden muss. Somit erreichen wir zwei Ziele in einer einzigen Übung: die Kräftigung und Verlängerung der Muskulatur. Diese Art Dehnung nenne ich Langsame Exzentrische Aktion (LEA). Es muss eine regelrechte Neuerziehung der Muskeln stattfinden, so dass sie wieder fähig sind, die Wirbelsäule von beiden Seiten her zu »stützen«.

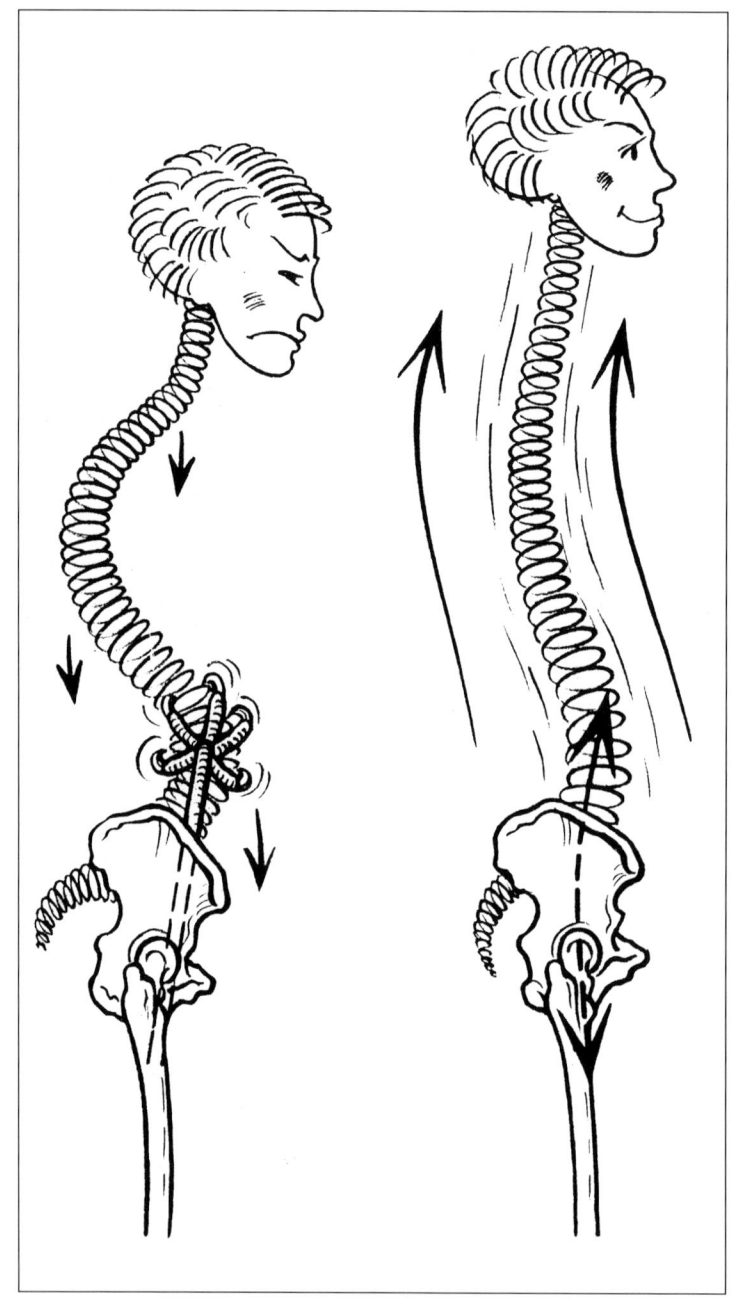

Nach einer LEA spüren viele Menschen eine Verlängerung der Wirbelsäule, als wäre sie aus einem »Würgegriff« befreit worden, wie es auch die Abbildung zeigt.

LEA für den Lendendarmbeinmuskel

Die folgende Übung, inspiriert durch B. Cohen und L. Sweigard, ist für das Lösen dieser Probleme enorm wirksam, so unscheinbar, wie sie zunächst auch scheint. Ich empfehle, sie täglich, insbesondere am Abend, auszuführen.

1. Wir stellen uns hüftbreit mit den Füßen nach vorn gerichtet hin und spüren unsere Beckenhaltung. Ist das Becken vorgekippt (die Vorderseite des Beckens ist nach unten geneigt)? Stehen wir im Hohlkreuz? Ist das Becken nach hinten gekippt? Ist unser Rücken flach? Wie müssen wir das Becken kippen, um in eine gute Haltung zu kommen? Wie stark müssen wir unsere Muskeln anspannen, um dies zu erzielen? Fällt das Becken gleich in die alte Haltung zurück, wenn wir unsere Muskeln entspannen? Falls ein Spiegel in der Nähe ist, betrachten wir unsere Beckenhaltung von der Seite.
2. Wir legen uns auf den Rücken in die Konstruktive Ruhe (siehe Seite 58 ff.), mit angewinkelten Beinen und den Füßen auf dem Boden. Zwei Aktiva-Bälle #oder ein aufgerolltes Tuch liegen griffbereit. Wir spüren, wie wir auf dem Boden aufliegen. Ist unsere Lende vom Boden abgehoben? Können wir unsere Hand zwischen Boden und Rücken schieben? Liegen unsere Schultern auf dem Boden auf?
   Wir legen nun zwei Bälle oder das aufgerollte Tuch unter das Becken. Die Beine lassen wir locker zum Bauch zurückfallen. Unser Rücken wird in Ballnähe etwas vom Boden abgehoben sein. Wir drücken den Rücken nicht in den Boden, um dies zu korrigieren. Wichtig ist, dass kein Hohlkreuz entsteht, falls doch, so können das Tuch oder die Bälle noch etwas weiter nach unten in Richtung Steißbein verschoben werden.
3. Nun stellen wir uns vor, dass der Rücken locker wie eine Hängematte nach unten sinkt. Wir legen eine Hand auf den Bauch und stellen uns vor, dass die Becken- und Bauchorgane ganz weich sind und auf die Wirbelsäule zurückfallen. Neben der Wirbelsäule befindet sich in diesem Bereich der Lendendarmbeinmuskel. Wir stellen uns vor, wie der Muskel entspannt neben der Wirbelsäule liegt.
4. Wir versuchen, den rechten Fuß nach unten zu senken, bis er den Boden berührt. Dabei sollen wir immer noch möglichst locker weiteratmen und uns vorstellen, dass der Rücken wie ein weicher Katzenbauch nach unten hängt.

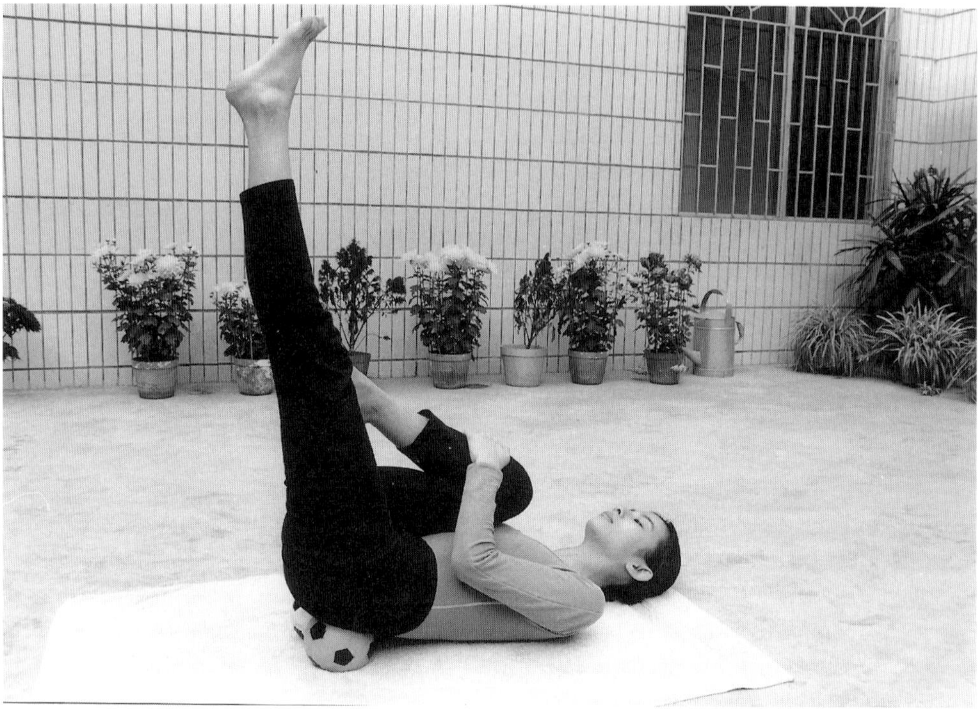

▲a

b▼

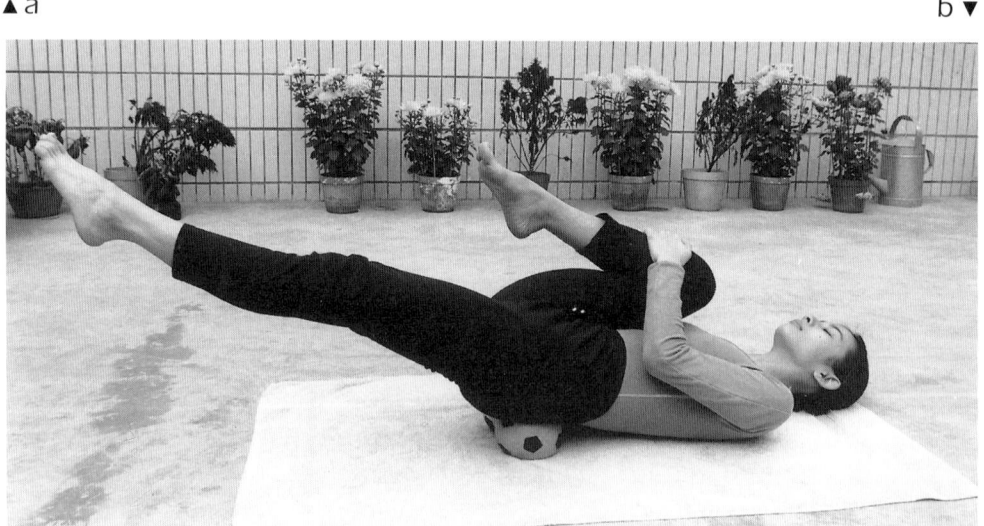

Wir heben den Fuß wieder nach oben und üben dasselbe mit dem linken Fuß.

Nun halten wir mit den Händen das rechte Knie fest und strecken das linke Bein senkrecht in die Höhe (siehe Abbildung a).

Wir senken das linke Bein ganz langsam nach unten und stellen uns vor (b), wie der Lendenmuskel wie ein mächtiger Strom nach unten fließt (c). Gleichzeitig vergegenwärtigen wir uns, dass der Rücken immer noch in den Boden sinkt. Keinesfalls sollten wir durch das Senken des Beines in eine Hohlkreuzposition geraten. Das linke Bein sollte weder in der Hüfte ausgedreht werden noch zur Seite abdriften.

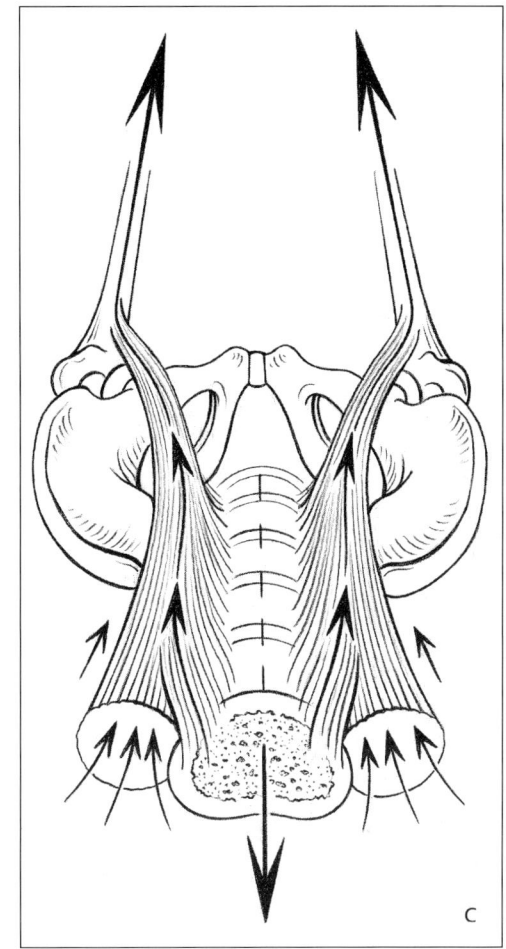

c

5. Wir senken das Bein nur so weit nach unten, wie es uns bequem ist und ohne dass wir das Becken vorkippen und in eine Hohlkreuzlage kommen. Dann beugen wir das linke Knie und beginnen noch einmal mit demselben Bein.
6. Wir wiederholen diese Bewegung mit dem linken Bein drei- oder viermal. Nun entfernen wir die Aktiva-Bälle und strecken beide Beine aus. Spüren wir einen Unterschied zwischen den Beinen? Spüren wir einen Unterschied zwischen der rechten und der linken Seite des Rückens? Wir beugen das rechte und das linke Bein in der Hüfte und vergleichen das Gefühl der Lockerheit.
7. Nach der Übung setzen wir uns auf. Wie einfach ist das Sitzen? Wir stehen auf und spüren, was sich an unserer Körperhaltung geändert hat.
8. Wir führen dieselbe Übung mit dem rechten Bein aus.

Die Schwerkraft als Freund

Wer im Weltraum schwebt, kann sich fast ohne Kraftaufwand bewegen. Schon eine Woche Ferien in einer Weltraumstation würde bei der Rückkehr zur »Erde« Stöhnen auslösen: »Ich fühle mich so schwer wie eine Tonne Blei.« Wir wissen es, nehmen aber kaum bewusst wahr, dass uns die Erde permanent anzieht wie eine (übereifrige) Mutter. Im Wachstumsprozess ranken wir uns nach oben, weg von der Erde, und dazu braucht es Kraft, Beweglichkeit und Koordination. Das Kind merkt kaum etwas von dieser Anstrengung, so viel Spaß hat es an der Erforschung seiner Bewegungsmöglichkeiten.

Viele Erwachsene kapitulieren von vornherein vor der Schwerkraft. Doch anstatt sich ihr zu ergeben, sollten wir uns lieber mit ihr verbünden. Dazu wenden wir uns der Kehrseite der Schwerkraft, der Bodenreaktionskraft, zu. Durch bewusstes Einsetzen dieser Kraft können wir sehr viel Bewegungsenergie sparen.

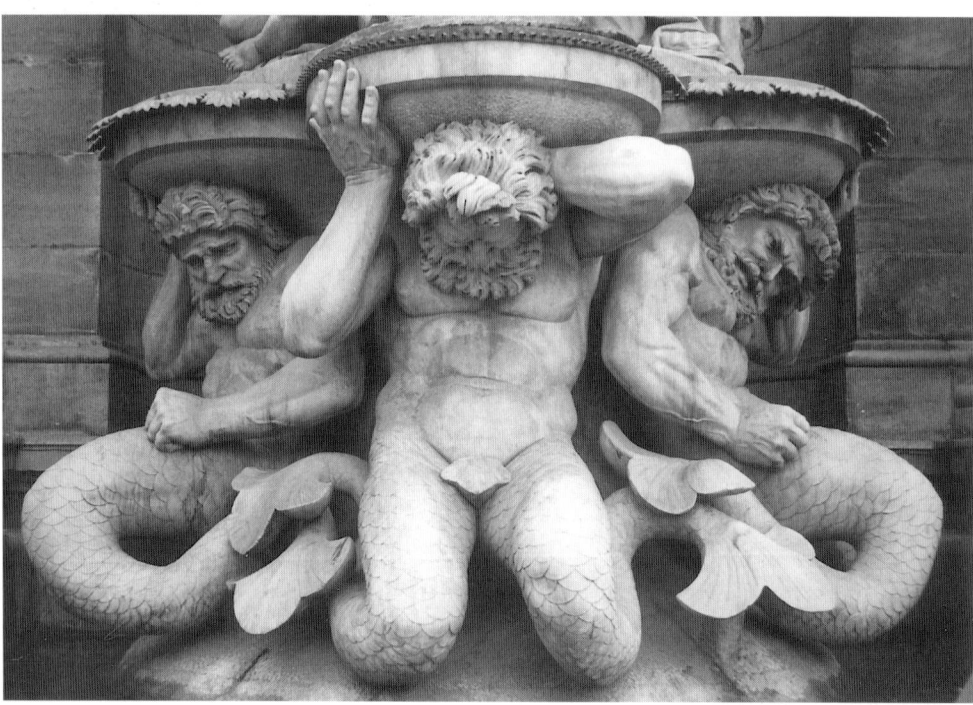

Weil die Schwerkraft nicht wegzuzaubern ist, leisten unsere Muskeln immer eine gewisse Arbeit, um uns aufrecht zu halten. Jede Bewegung ist Krafttraining, jede Bewegung schult unsere Haltungsmuskulatur. Der Alltag fördert somit eine gute Haltung oder verschlechtert sie, je nachdem, wie wir uns bewegen. Im Alltag an die Körperhaltung zu denken ist genauso wichtig, wie dies beim Fitness-Training zu tun. Doch ein kleines Tröpfchen Haltungsverbesserung während der Morgengymnastik verdunstet auf dem heißen Stein des verkrampften Alltags zischend zu nichts. Unser Ziel ist es, ein neues permanentes Haltungsbewusstsein aufzubauen, und dazu gehört das Bewusstsein unseres Eigengewichts.

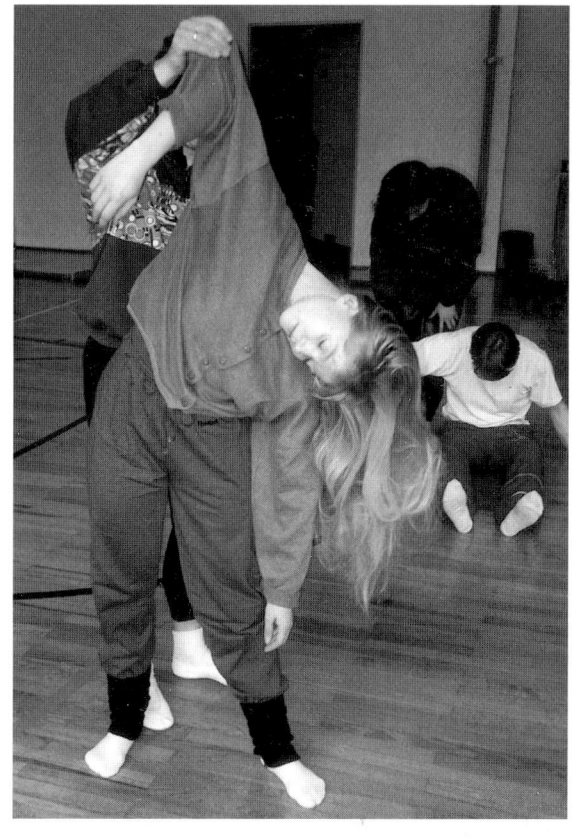

Der Körper bedient sich grundsätzlich zweier Gewichtsbezüge: Gewicht wird (von unten) getragen (siehe Abbildung links) oder (von oben) aufgehängt (Abbildung oben). Der Beckenboden trägt die Beckenorgane, die Leber und die Nieren hängen vom Zwerchfell, der Kopf sitzt auf dem Atlas, der Arm hängt am Schulterblatt. Spürt man, wie die Strukturen des Körpers getragen werden oder wie sie aufgehängt sind, verbessert dies die Bewegungskoordination. Wir erleben, wie die einzelnen Teile des Körpers gewichtsmäßig voneinander abhängen, und können so unsere Bewegungen mit mehr Feingefühl auslösen.

Eine der besten Lockerungsübungen für die Schultern wäre zum Beispiel, hie und da das Gewicht des Schultergürtels und der Arme zu erleben (ca. 12-16 kg). Wir würden dann die Schultern sofort in eine entspannte Position sinken lassen. Wieso machen wir das nicht ganz spontan?

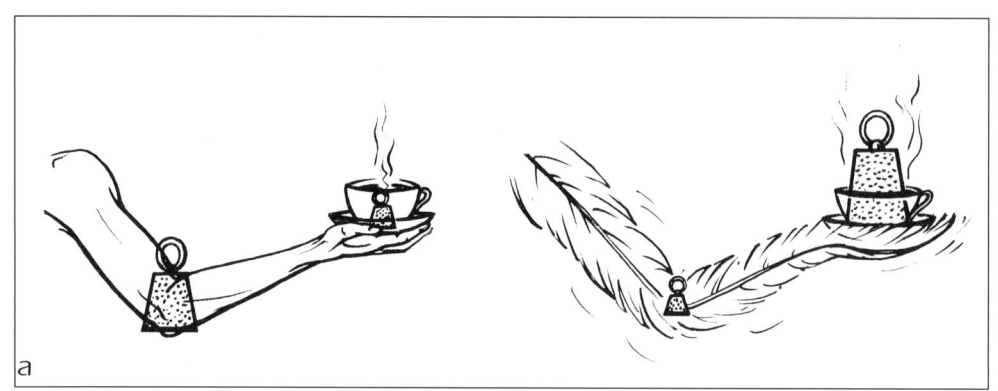
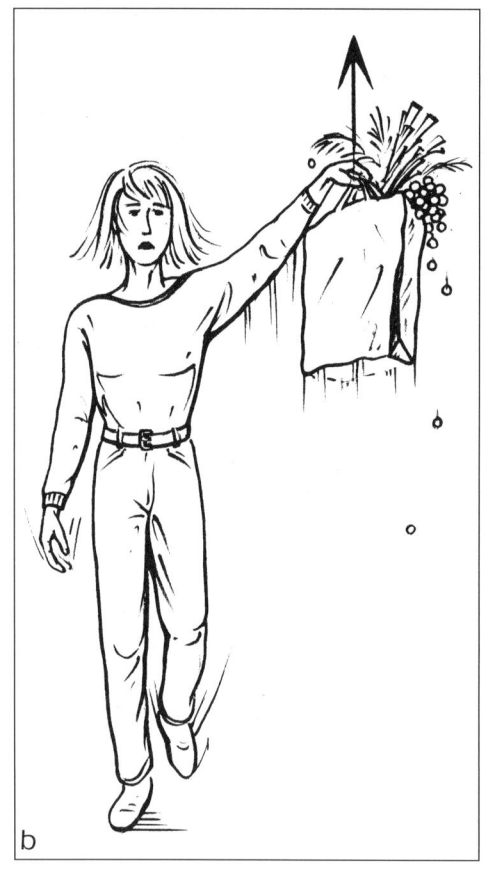
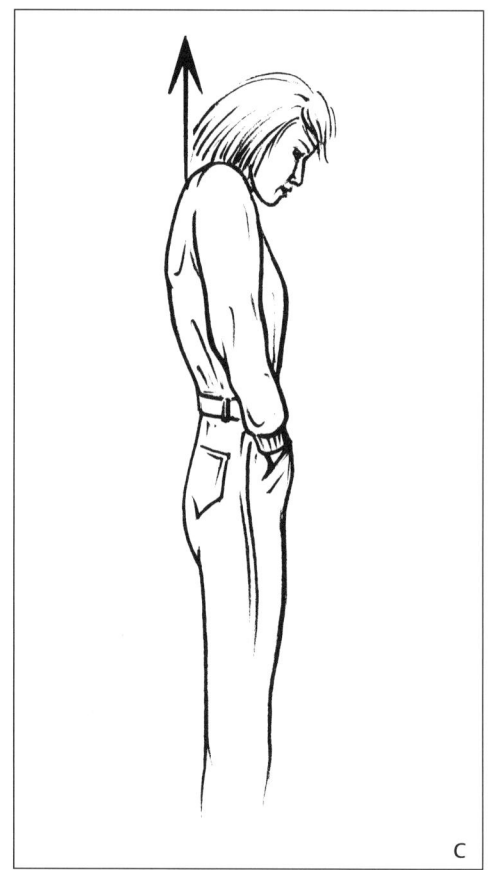

Unser Gehirn wird ständig von Informationen überflutet. Körperstellung, Temperatur, Geschwindigkeit, Gleichgewicht, Herzfrequenz etc. werden registriert und angepasst. Viele dieser Informationen müssen unserem Bewusstsein vorenthalten werden, damit wir überhaupt funktionieren können. Würden wir all diese Vorgänge bewusst wahrnehmen, befände sich in unserem Kopf ein chaotisches Wirrwarr von Empfindungen. Wenn wir zum Beispiel eine Tasse Kaffee anheben, dann spüren wir nicht das Gewicht des Armes, sondern das der Tasse. Der Arm fühlt sich federleicht an, obwohl unser Arm in Wirklichkeit um einiges schwerer ist als die Tasse (siehe Abbildung a).

Wenn sich unser Körper einmal daran gewöhnt hat, die Schultern hochzuziehen, wird unserem Bewusstsein nicht immer mitgeteilt, dass sie ungünstig hoch gelagert sind. Es ist fast so, als würden wir unsere Einkaufstasche mit erhobenem Arm tragen, ohne es zu merken. Um die Schultern wieder nach unten fallen lassen zu können, müssen wir sie zunächst wieder einmal spüren (siehe Abbildung b + c).

Sand fließt aus den Schultern

1. Zuerst stellen wir uns die Frage: Was ist überhaupt Gewicht? Was haben wir für ein Konzept von Gewicht? Was haben wir für ein Konzept von Hängen?
2. Wir heben unsere Schultern nach oben und lassen sie beim Ausatmen wieder nach unten fallen. Wir versuchen, das Gewicht unserer Schultern und Arme zu spüren: Wir heben nochmals unsere Schultern nach oben und lassen sie sehr langsam, im Zeitlupentempo, sinken.
3. Wir lassen unsere Schultern hängen, ohne dass wir die Wirbelsäule sinken lassen. Nur die Schultern sollen hängen.
4. Wir stellen uns vor, dass unsere Schultern und Arme mit Sand gefüllt sind und heben diese sandgefüllten, schweren Objekte wieder nach oben. Beim langsamen Senken der Schultern stellen wir uns vor, dass der Sand aus den Schulternähten, aus den Ellbogen und aus den Fingern herausfließt.
5. Wir wiederholen nochmals das Senken der Schultern mit der Vorstellung, dass der Sand aus den Schulternähten, den Ellbogen und den Fingern fließt.
6. Wir lassen unsere Schultern noch zweimal nach unten fallen und atmen dabei jeweils mit einem HAAAA aus offenem Mund aus.

**Partnerübung:
Schultern abklopfen**

Für diese Übung benötigen Sie zwei Aktiva-Bälle. Sie stehen hinter Ihrem Partner und halten die beiden Bälle locker in Ihren Händen. Klopfen Sie mit den Bällen sanft auf die Schultern Ihres Partners. Langsam bewegen Sie die Bälle klopfend nach außen zu seinen Armen, dann weiter über die Arme nach unten bis hin zu den Händen. Wiederholen Sie dieses sanfte Klopfen in derselben Richtung noch zwei- bis dreimal. Währenddessen stellt sich Ihr Partner vor, dass jede einzelne Körperzelle in den Schultern abgeklopft wird. Jede Zelle wird gelockert wie tausend kleine Kissen, die aufgebauscht werden. Es kann sein, dass Sie selbst durch das Abgeben von Gewicht aus den eigenen Schultern beginnen, Ihre Basis, das Becken, die Beine und die Füße besser zu spüren.

Vom Ton der guten Haltung

Nicht nur Musik, die von außen kommt, kann uns heilend beeinflussen, sondern auch unsere selbst produzierten Klänge. Dazu muss man nicht gut singen können. Einfache Töne, ein mit offenem Mund vokalisiertes AAA oder ein mit geschlossenem Mund gesummtes MMM haben eine beachtliche Wirkung. Schon die alten Ägypter sollen die Kraft der Stimme therapeutisch genutzt haben.

Das Brustbein aufrichten

Viele Menschen haben eine leicht eingefallene Brust und vorgeschobene Schultern. Diese Haltung ist sehr nachteilig für den ganzen Körper (siehe Abbildungen Seite 92). Es ist aber offensichtlich, dass insbesondere das Herz, welches sich hinter dem Brustbein befindet, unter Druck gerät und die Lungen sich nicht mehr vollständig ausdehnen können.
1. Stehen Sie auf und lassen Sie Ihren Oberkörper absichtlich in eine schlaffe Haltung fallen.

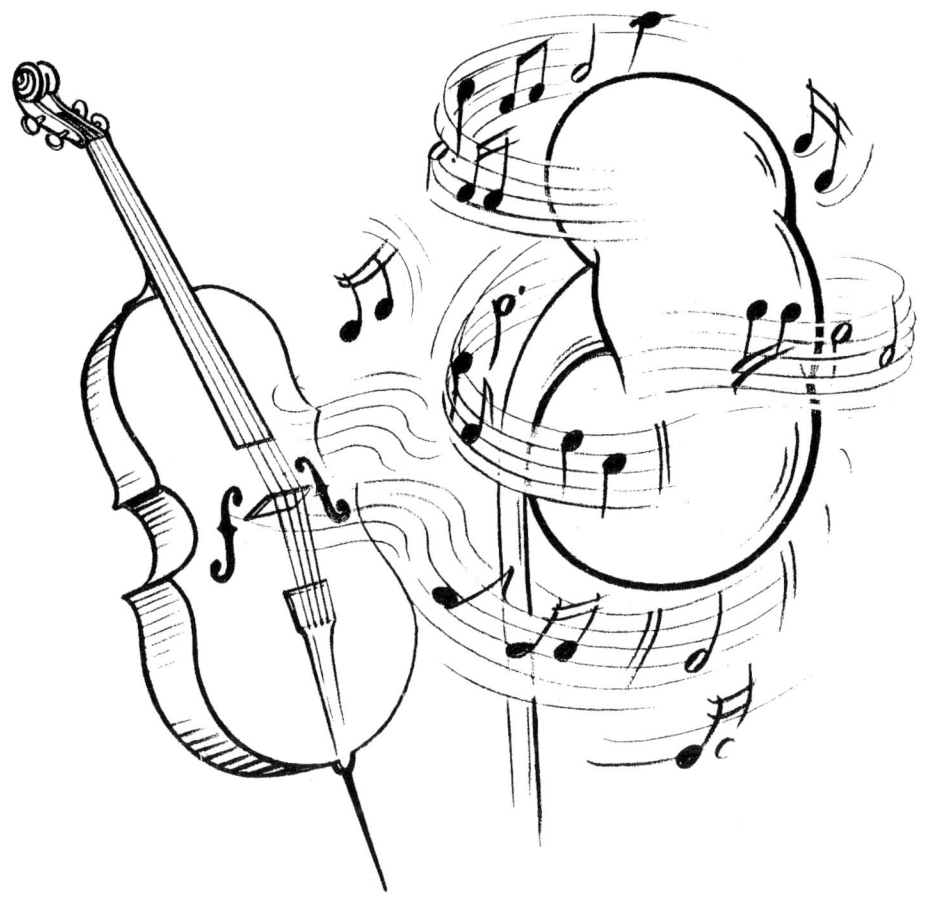

2. Richten Sie sich wieder auf und klopfen Sie sanft auf Ihr Brustbein.
3. Legen Sie Ihre Hand flach auf das Brustbein und beginnen Sie, einige AAAA-Töne mit offenem Mund klingen zu lassen. Wahrscheinlich spüren Sie, wie das Brustbein zu vibrieren beginnt.
4. Versuchen Sie, Ihre Klanghöhe so zu variieren, dass das Brustbein einmal mehr, einmal weniger vibriert.
5. Fast so, als würden Sie den richtigen Sender im Radio einstellen, suchen Sie die Klanghöhe, die das Brustbein am meisten in Schwingung versetzt.
6. Setzen Sie Ihr Tönen für zwei bis drei Minuten fort.

7. Konzentrieren Sie sich nun einmal mehr auf den unteren Teil, einmal mehr auf den oberen Teil des Brustbeines.
8. Stellen Sie sich vor, dass Sie Ihr Herz, das ein wenig links hinter dem unteren Teil des Brustbeins liegt, zusätzlich in Schwingung bringen können.
9. So, als würden Sie einen Radiosender einstellen, versuchen Sie, diejenige Klanghöhe zu finden, die Ihnen das Gefühl gibt, dass sie das Herz in Schwingung versetzt.
10. Fahren Sie so lange fort, wie Sie Lust haben, und wechseln Sie zwischen den Brustbein-Tönen und den Herz-Tönen ab.
11. Nachdem Sie das Tönen beendet haben, stellen Sie sich die folgende Frage: Haben Sie jetzt noch Lust, in eine schlaffe Haltung zu sinken?

Das Steißbein

Damit eine Rakete in den Himmel abheben kann, muss ein nach unten gerichteter Schub vorhanden sein. Ähnlich verhält es sich bei der Wirbelsäule: Um sich nach oben aufrichten zu können, muss sie, wie bereits erwähnt, eine gewisse »Schubkraft« entwickeln. Besondere Beachtung ist in diesem Zusammenhang dem Steißbein, dem untersten Zipfel der Wirbelsäule, zu schenken. Der Schub für die Wirbelsäule wird hier produziert, denn das Steißbein ist mit dem Beckenboden verbunden, der das muskuläre Fundament für den Oberkörper bildet.
Leider wird das Steißbein oft als überflüssiges Mitbringsel aus grauer Vorzeit betrachtet. Weit gefehlt – denn ohne Mitwirkung des Steißbeins und der damit verbundenen Aktivierung des Beckenbodens lässt sich die Wirbelsäule und somit die gesamte Körperhaltung kaum in Schwung bringen. Das Steißbein ist in einem gewissen Stadium unserer embryonalen Entwicklung ebenso lang wie der Rest unseres Körpers. Bei vielen Tieren bleibt das Steißbein relativ lang und bildet den Schwanz. Es dient zur Erhaltung des Gleichgewichts bei Sprüngen und Drehungen, um zu kommunizieren, aber auch, um lästige Insekten zu verscheuchen.

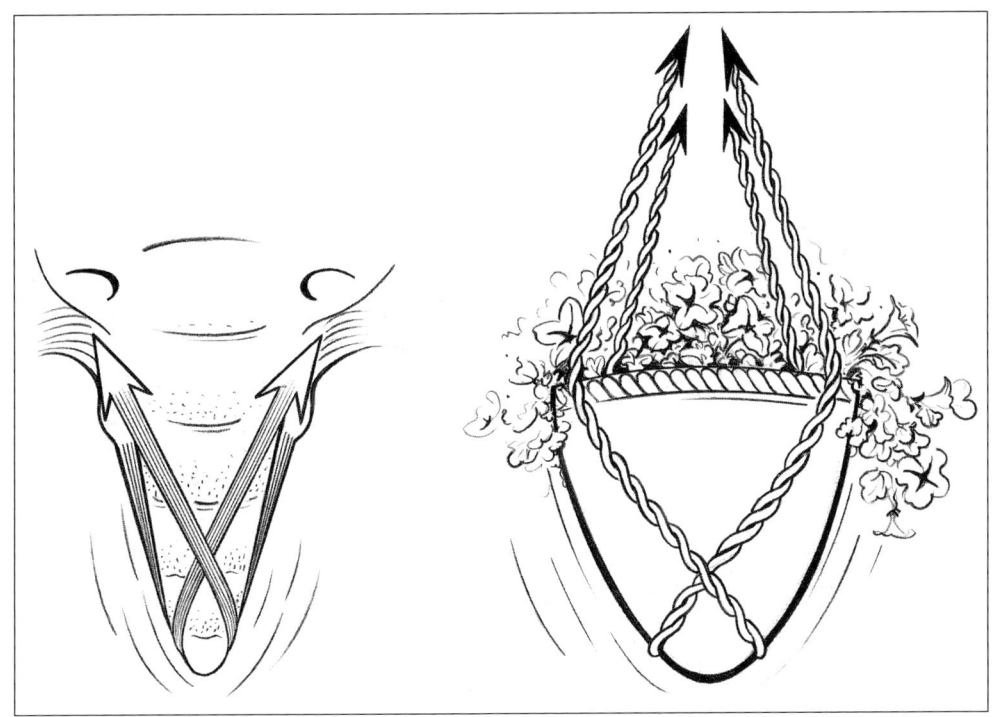

Wir Menschen müssen auf diese Weise keine Insekten bekämpfen, aber jene Muskeln, die früher den Schwanz bewegt haben, sind bei uns als wichtige Beckenbodenmuskeln geblieben. Diese Muskeln sorgen dafür, dass unsere Eingeweide nicht nach unten rutschen. Das Aktivieren des Steißbeins ist daher die naheliegende Art, diese Muskeln zu kräftigen. Außerdem hat das Steißbein auch für die menschliche Haltung und das Gleichgewicht große Bedeutung.
In der Abbildung oben sehen wir, wie das Steißbein von Bändern umflochten ist wie eine hängende Blumenschüssel. Die Bänder stellen das untere Ende einer langen Kette dar, welche für die Verankerung der Wirbelsäule und für die Erhaltung der dreidimensionalen Form unter ständig wechselnden Bedingungen sorgen. Es handelt sich dabei um eine Kombination von elastischen Bändern und Muskeln und platzhaltenden Verstrebungen, den Knochen. Dieses ausgeklügelte System wird nicht nur durch mangelnde Bewegung, sondern auch durch die fehlende Verankerung des Steißbeins im Beckenboden aus dem Gleichgewicht gebracht.

**Übung:
Das bewegte Steißbein**

1. Wir legen einen Aktiva-Ball unter das Steißbein und einen Ball unter den Kopf und spüren das obere und das untere Ende der Wirbelsäule.
2. Wir beginnen, das Steißbein zu bewegen: Wir können es nach oben und nach unten, seitlich hin- und herbewegen oder kreisen. Wir erforschen alle Bewegungen, die mit dem Steißbein möglich sind. Da wir auch einen Ball unter dem Kopf haben, können wir spüren, wie die Bewegungen des Steißbeins und des Kopfes zusammenhängen.
3. Wir stehen auf und berühren unser Steißbein mit einer Hand. Es ist vorteilhaft, bei dieser Übung etwas breitbeinig dazustehen. Wir versuchen, unser Steißbein hin- und herzuschwingen. Dies wird zunächst unmöglich erscheinen, versuchen Sie es dennoch. Sie können sich vorstellen, das Steißbein wäre lang genug, um den Boden schwingend zu streifen.
4. Wir können uns auch vorstellen, das Steißbein sei ein Seidenband (siehe Abbildung), das in der Luft seine Bahnen zieht. Ist es möglich, dieses Band von der Wirbelsäule her in Schwung zu bringen?
5. Wir schwingen das Steißbein auch vor- und rückwärts. Beim Vorschwingen spüren wir, wie es sich näher zur Vorderseite des Beckens, zum Schambein bewegt, beim Rückschwingen, wie es sich vom Schambein entfernt.
6. Wir stellen die Füße parallel nebeneinander und spüren, was sich an unserer Haltung geändert hat.

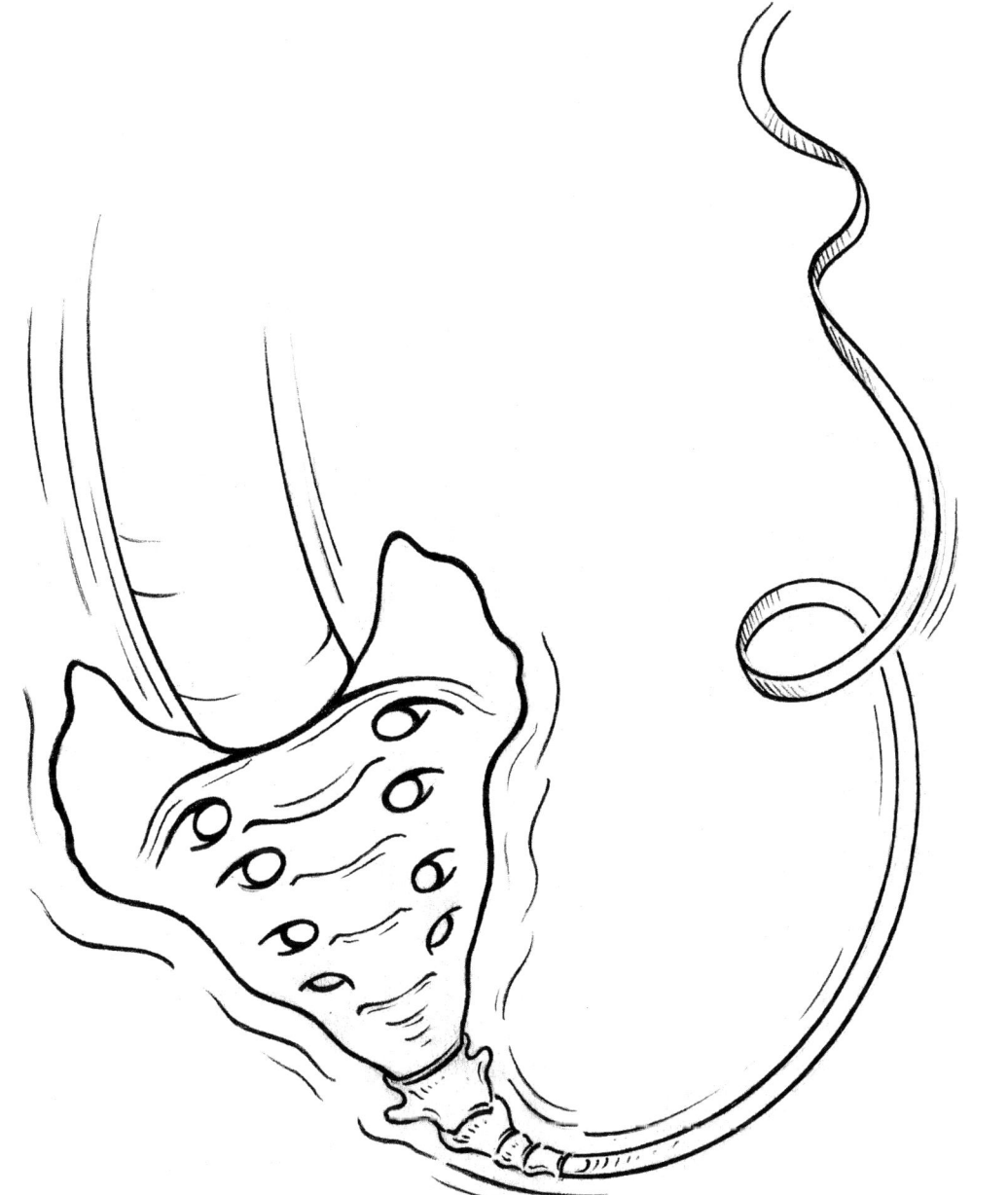

Erlebnis: Das federnde Steißbein

Folgendes ist mir auf einem Spaziergang passiert, als ich über mein Steißbein nachdachte (zugegeben, nicht jedermanns Spaziergedanken): Ein Vogel flog über mich hinweg und ich sah, wie er seine Schwanzfedern auffächerte und gleich danach auch seine Flügel stromlinienförmig an seinen Körper herandrückte. Aha, dachte ich, das wäre eine Inspiration für mein Steißbein. Ich stellte mir mein Steißbein als ein buntes Federschwänzchen vor, ließ es auf- und zufächern und hatte das Gefühl, dass es mit der Atmung gekoppelt noch besser ging. Beim Einatmen ließ ich die Federn weit werden, beim Ausatmen zogen sich die Federn wieder zusammen – und umgekehrt: Beim Einatmen kommen die Federn zusammen, beim Ausatmen gehen sie auseinander.

Die Wirkung dieser Vorstellung war, dass mein Gang lockerer und die Hüftgelenke freier wurden. Ich dankte dem Vogel für diese Idee und sah wieder einmal, wie vielfältig wir von Inspirationen für unseren Körper umgeben sind.

Die Organe entdecken

Aufgrund unserer muskelorientierten Trainingsweisen sind uns die Organe als Teil unserer Bewegung und Haltung fremd. Dabei leisten sie einen wichtigen Beitrag zur ökonomischen Ausführung von Sport, Gymnastik und Alltagsbewegungen. Organe sind von ihrer Natur her das Schwere in unserem Körper, sie sind nährend, füllend, weich und elastisch. Nach einem üppigen Mittagessen spüren wir die Qualität der Organe, ihre Schwere und ihr Volumen. Auch wenn wir müde sind, ziehen wir uns in das Organgefühl zurück, am besten in ein weiches, warmes Bett und fühlen uns wie ein behütetes Baby. Babys befinden sich oft im Organgefühl, denn ihre Organe dominieren in Größe und Arbeitsleistung die Gliedmaßen, die Leber zum Beispiel ist im Vergleich zum Erwachsenen riesig.
Später treiben Leistungsdruck und Geschwindigkeit des Alltags Raubbau an den Organen. Wir spüren weder, ob es Zeit ist, den Organen eine Verschnaufpause zu gönnen, noch wissen wir, wie man die Organe beim Arbeiten nicht überfordert. Das erstrebenswerte Ziel ist, die Balance zwischen der inneren und äußeren Tätigkeit zu entdecken. Anstatt uns völlig vom Organgeschehen abzukoppeln, wollen wir uns im Folgenden über diese Vorgänge bewusst werden und erleben, wie sie unseren Alltag unterstützen können.

Organe, Skelett und Muskulatur

Viele Probleme, die sich in der Muskulatur und in den Gelenken äußern, haben ihre Ursache in ungünstigen Organhaltungen und -bewegungen. Ich beobachte immer wieder, dass Menschen beim Bewegungstraining die Organe unter Druck setzen und anspannen. Das Entdecken der Organe entlastet nicht nur den Bewegungsapparat, sondern verbessert auch die Stoffwechselfunktionen wie beispielsweise die Verdauung. Mehr und mehr spüren wir, wie Organfunktion, Bewegung und Leistungsfähigkeit in engem Zusammenhang stehen.

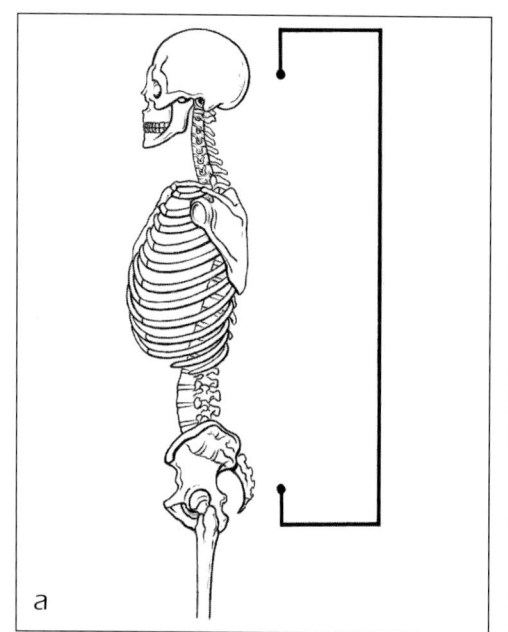
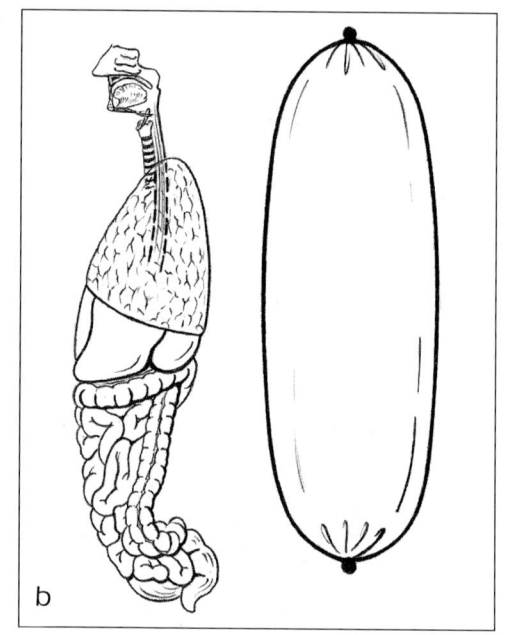
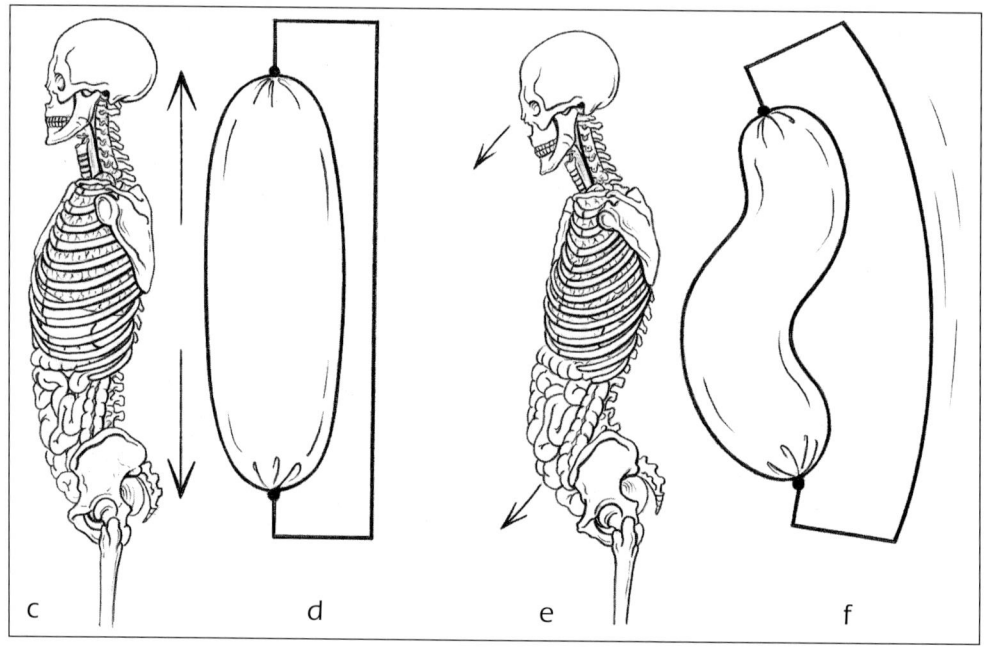

110

Bildlich ausgedrückt »wohnen« die Organe im Skelett. Wie gute Bewohner sollten sie keine Last sein, sondern ihre Behausung unterhalten und »unterstützen«. Ich vergleiche das Skelett mit einer Aufhängevorrichtung und die Organe mit einem langen Ballon. Wenn wir die Abbildungen links betrachten, sehen wir bei (a) das Skelett ohne die Organe und daneben bei (b) die Organe ohne das Skelett. Diese beiden Systeme des Körpers sind für ein gutes Funktionieren voneinander abhängig. Einerseits sind die Organe im Skelett »eingehängt« (c), andererseits unterstützt die Organspannung auch die Aufrichtung des Skeletts (d).

Ein wassergefüllter Ballon ist in seiner Konsistenz einem Organ nicht unähnlich. Wenn wir den Ballon zwischen zwei Fingern halten, so spüren wir, dass er auf elastische Weise die Distanz zwischen den Fingern aufrechterhält. Der Ballon kann Gewicht tragen und gleichzeitig ein Volumen ausfüllen. Falls der Ballon schlaff ist (f), verringert sich die Distanz zwischen den Fingern.

Ähnlich verhält es sich beim menschlichen Körper. Bei (c) sehen wir ein harmonisches Verhältnis zwischen Organen und Skelett. Bild (e) zeigt schlaffe Organe und deren Wirkung auf die Körperhaltung.

Dickdarm, Becken und Beckenboden

Die gegenseitige Abhängigkeit von Organen und Skelett kann man auch im Einzelnen entdecken: Der Enddarm (Mastdarm und Anus) zum Beispiel ist mit Hilfe von Muskel- und Bindegewebszügen am Becken aufgehängt. Der Beckenboden wirkt dabei ähnlich einem Sprungtuch, das rundherum am Beckenknochen und am Steißbein befestigt ist. Organe, Muskeln und Knochen sind auch hier in ihrer Funktion direkt voneinander abhängig. Blähungen und Verdauungsprobleme führen zu Verkrampfungen oder Schlaffheit in den angrenzenden Muskeln. Diese Probleme werden an die Knochen und Gelenke weitergeleitet. Die Wirbelsäule und die nahen Darmbein-Kreuzbeingelenke werden in Mitleidenschaft gezogen, das Hüftgelenk gerät unter erhöhten Druck. Das Erkennen solcher Zusammenhänge stellt eine bedeutende Hilfe bei Arthrosen dar.

Organbewegung

Was ist mit Organbewegung gemeint? Meist spüren wir diese Ereignisse nicht, obwohl sie dauernd stattfinden. Die Peristaltik, ein rhythmisch fortschreitendes Zusammenziehen des Darms, ist eine bekannte Organbewegung, die für das Befördern der Speisen sorgt.

Aber auch andere Organe bewegen sich: Die Niere zum Beispiel ist durch einen Bindegewebebeutel am Zwerchfell aufgehängt. Da sich beim Einatmen das Zwerchfell senkt, wird die Niere nach unten befördert. Bei jeder Ausatmung rutscht sie, fast wie ein Schlitten vom Zwerchfell gezogen, wieder nach oben. Eine Durchschnittsniere bewegt sich je nach Tiefe der Atmung über dreihundert Meter am Tag. Bleibt die Niere stecken, etwa durch ungünstige Atmung, Haltung oder Verdauungsstörungen, kann dies unangenehme Schmerzen im Rücken verursachen. Da bieten Übungen zur Muskelentspannung nur kurzlebige Hilfe, denn das Problem liegt in der Organbewegung.

In manchen Kursen stelle ich immer wieder fest, dass die Teilnehmer häufig keine Vorstellung von ihren Organen haben. Dort, wo die Organe sind, sehen sie nur einen leeren Raum, ein schwarzes Loch. Diesen leeren Raum gilt es zu füllen, und zwar so, dass wir spüren, wie angenehm und entspannend die Empfindung der Organe ist. Ein einfaches Vorstellungsbild für die Organe sind ineinander geschichtete elastische Ballons.

Bettflasche auf dem Bauch

Wir füllen eine Bettflasche mit angenehm temperiertem Wasser und richten uns bequem in der KR (siehe Seite 58 ff.) ein. Wir legen die Bettflasche auf den Bauch, achten aber darauf, dass sie nicht zu schwer ist und eine angenehme Temperatur ausstrahlt. Wir spüren, wie eine angenehme Wärme in den Bauchraum ausstrahlt und alle Organe erreicht. Wir können uns unsere Organe als wassergefüllte Ballone vorstellen. Oben rechts unter den Rippen befindet sich die Leber und dahinter die rechte Niere, links davon ruht der Magen und dahinter die linke Niere und die Milz. In Richtung Bauchnabel unter diesen Organen befindet sich der quere Dickdarm und weiter in Richtung Becken der Dünndarm. Der aufsteigende

Dickdarm flankiert rechts, der absteigende links den Dünndarm. Die Blase befindet sich gleich hinter dem Schambein.

Wir können die Bettflasche nach Belieben verschieben und auf verschiedene Stellen des Bauches legen. Wir stellen uns vor, dass die Organe sich mit angenehmer Wärme füllen und ihren Raum in unserem Körperbewusstsein einnehmen dürfen.

Atmung und Organe

Jede Atmung ist ein Wiegen der Organe zwischen den Bauchmuskeln und dem Zwerchfell. Beim Einatmen senkt sich das Zwerchfell und schiebt die Organe nach unten. Da die Organe wegen der Wirbelsäule nicht nach hinten weichen können, bewegen sie sich nach vorn und werden von den sich weitenden Bauchmuskeln wie in einer Hängematte aufgefangen (siehe Abbildung a).

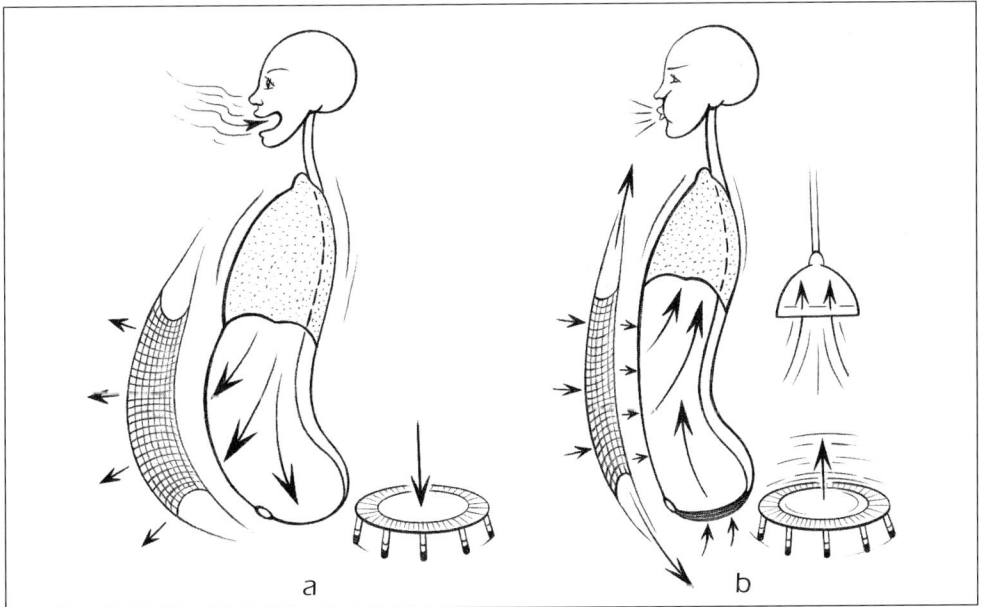

Der Beckenboden ist ebenfalls Teil dieses elastischen Auffangsystems und wirkt wie ein Slow-motion-Trampolin, welches beim Einatmen die Organe empfängt und beim Ausatmen hilft, sie wieder nach oben zu befördern (siehe auch »Die Atmung«, Seite 133 ff.). Die Bauchmuskel-Hängematte schiebt beim Ausatmen die Organe sanft zurück, und wie auf einer Rutschbahn gleiten sie nach oben und helfen dem Zwerchfell bei seiner Entspannung. Das Zwerchfell ist dabei nicht völlig passiv, sondern hilft saugglockenartig beim Anheben, siehe Abbildung Seite 113 (b). Es wird also klar, wie wichtig bewegliche Organe für eine freie Atmung sind.

Übung: Liegen auf den Overbällen

Für die Arbeit mit den Organen eignen sich die Overbälle besonders gut, denn sie sind weicher und elastischer als die herkömmlichen Sitzbälle und passen sich dem Körper an (siehe Seite 176). Für die folgenden Übungen benötigen wir einen großen und einen kleinen Overball.

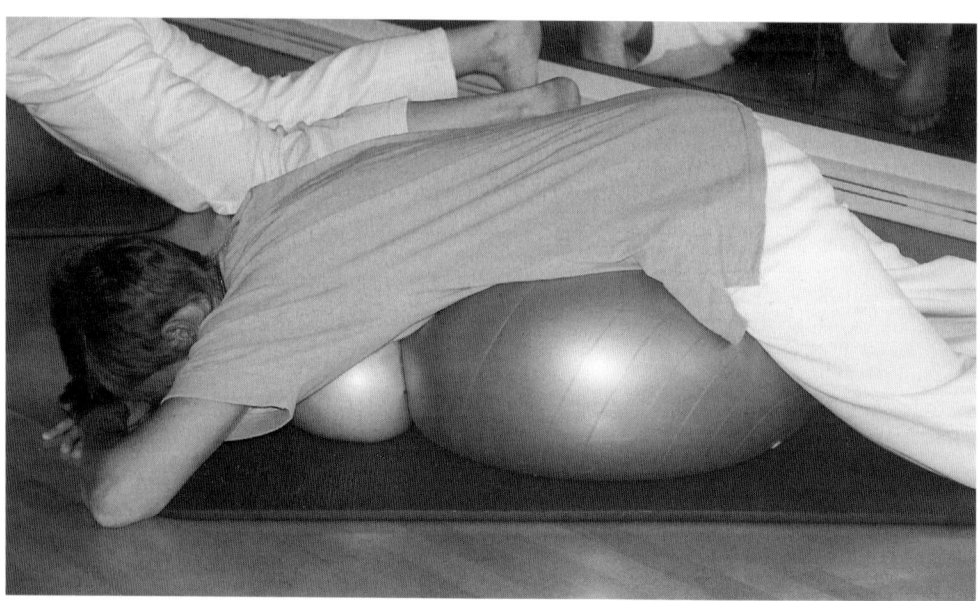

1. Wir legen den großen Overball unter unseren Bauch, den kleinen unter das Brustbein (siehe Abbildung). Anstatt der Bälle können wir auch große, weiche Kissen verwenden.
2. Wir lassen uns ganz auf die Overbälle sinken. Wir spüren die Schwere der Organe und geben ihr Gewicht auf die Bälle ab.
3. Wir leiten die Atmung gedanklich in verschiedene Organe hinein. Wir stellen uns vor, wie die Atmung die Organe umfließt und in einen wohligen Hauch einbettet.
4. Wir spüren das Wiegen der Organe zwischen den Bauchmuskeln und dem Zwerchfell.
5. Wir stellen uns vor, wie sich das Zwerchfell beim Einatmen senkt und die Organe nach unten schiebt. Beim Ausatmen spüren wir, wie die Bauchmuskeln die Organe wieder sanft nach oben heben.
6. Wir bleiben etwa 15 Minuten in diese Stellung (auch länger, wenn es sich gut anfühlt).
7. Spüren Sie nach dem Aufstehen, was sich in Ihrem Körpergefühl geändert hat. Es kann gut sein, dass man sich sehr müde und schwer fühlt – eine natürliche Reaktion, wenn man beginnt, in das »Gefühl der Organe« einzudringen.

Die Organe auf der Rutschbahn

1. Bevor wir mit der folgenden Übung beginnen, spüren wir im Stehen die Lage unserer Organe: Haben wir das Gefühl, dass sie über dem Becken eingebettet sind? Ziehen die Organe die Wirbelsäule nach vorn?
2. Wir liegen in der KR (siehe Seite 58 ff.) und stellen uns unsere Bauchorgane vor. Wir sehen, wie die Organe auf der Wirbelsäule und der ganzen Hinterseite des Bauchraumes ruhen.
3. Wir visualisieren die Zwerchfellkuppel und stellen uns die darin eingefassten Organe vor (Milz, Nieren, Magen, Bauchspeicheldrüse, Leber). Das Zwerchfell wölbt sich schützend um diese Organe.
4. Nun heben wir das Becken in die Höhe. Wir beginnen mit dieser Bewegung am untersten Ende der Wirbelsäule, am Steißbein.

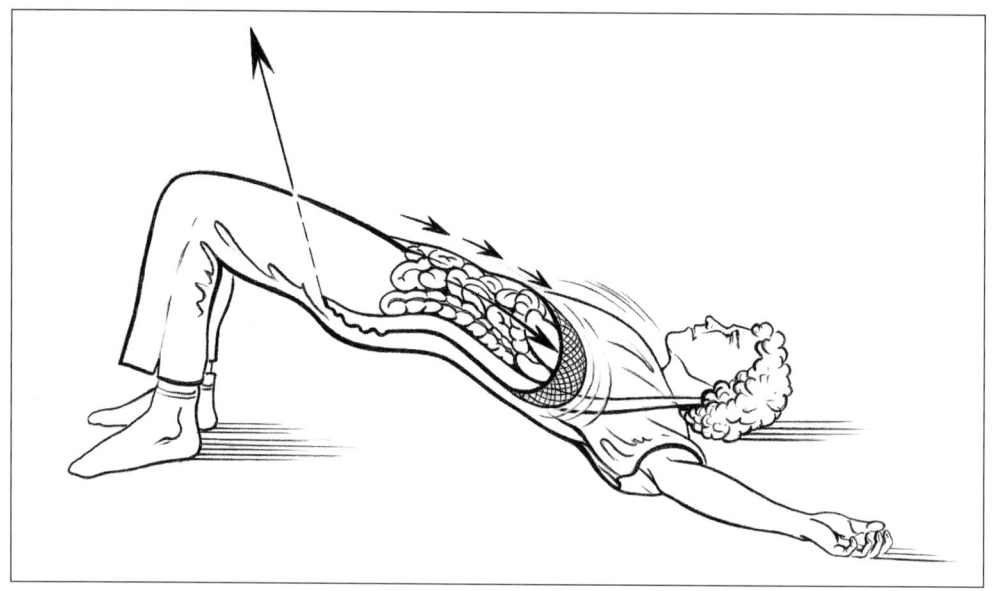

5. Wenn das Becken so hoch ist, dass der Rücken eine schiefe Bahn bildet, stellen wir uns vor, wie alle Organe nach unten in das Zwerchfell wie in ein Fangnetz hineingleiten. Die Organe rutschen auf der Wirbelsäule wie auf einer Rutschbahn (siehe Abbildung).
6. Wir wiederholen diese Übung einige Male, stehen langsam auf und spüren, was sich in unserem Lagegefühl für die Organe und was sich in der Körperhaltung geändert hat.

Das Darmgekröse

Oft bilden Muskeln, Bänder und Bindegewebe die Mittler zwischen dem Skelett und den Organen. Sie sind die elastischen »Seilzüge«, welche die Verbindung zum Skelett ermöglichen. Diese Seilzüge sind bei einer schlechten Haltung stark in Mitleidenschaft gezogen. Ein wichtiges Beispiel ist das Mesenterium oder Darmgekröse. Das Darmgekröse verbindet den Dünndarm bindegewebig mit der hinteren Bauchwand, die den dort liegenden Muskeln und der Wirbelsäule aufliegt. Es »umfaltet« den Dünndarm und hält ihn in guter Position (siehe Abbildung). Es ist offensichtlich, dass sich auf diese Weise der Zustand des Darms direkt im Rücken spiegelt. Schlaffe, aufgeblähte Organe neigen dazu, die Wirbelsäule nach vorn zu ziehen, und fördern so die Hohlkreuzposition.

Das Darmgekröse als Meerespflanze

Wir legen uns in die KR (siehe S. 58 ff.) und befassen uns mit folgenden Gedanken: Das Darmgekröse ist wie eine wunderschöne Meerespflanze, welche im

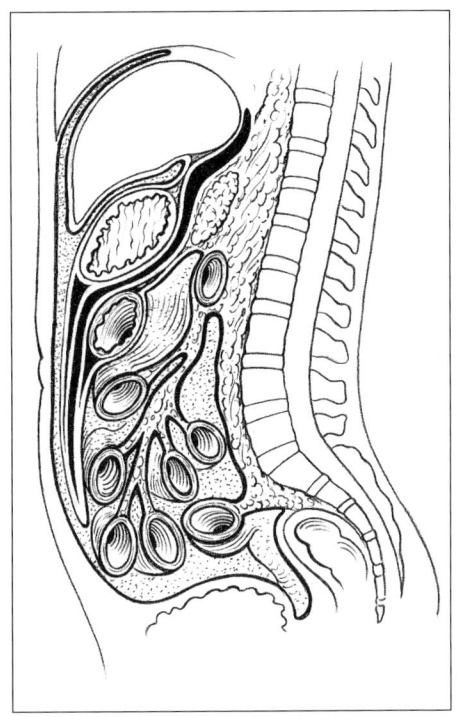

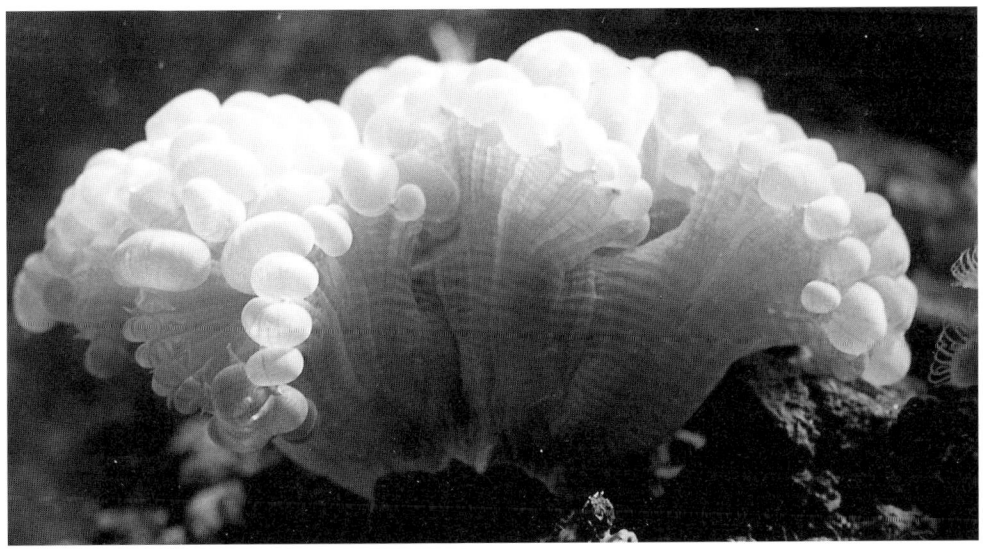

Meeresboden verankert ist und über sich schwebend ihre Verästelungen trägt. Die Wirbelsäule bildet den Meeresboden, das Darmgekröse mit dem Darm die Pflanze mit ihren schwebenden Windungen.

Wirbelsäule bewegt den Darm

Auf den Overbällen liegend erinnere man sich an folgende Situation, die wir wahrscheinlich alle einmal erlebt haben: Wir tauchen mit dem Kopf unter Wasser und spüren, wie unsere Haare weich um den Kopf herumschweben. Genauso, wie die Bewegung unseres Kopfes die Haare locker um den Kopf schweben lässt, kann die Wirbelsäule das Darmgekröse bewegen. Wir bewegen nun die Wirbelsäule und gelangen zu dem Gefühl, dass Wirbelsäulenbewegungen immer auch Bewegungen für den Darm bedeuten.

Im Stehen: Wir bewegen die Wirbelsäule und stellen uns vor, wie dadurch das Darmgekröse und der Darm hin- und hergeschwungen werden. Wir stellen uns vor, dass wir beides wie ein Fischer, der sein Netz einholt, an die Wirbelsäule heranziehen, um sie zu entlasten und eine gute Haltung zu bewahren.

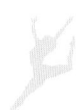

Die Niere

Die rechte Niere liegt hinter der Leber auf dem rechten Lendenmuskel und die linke Niere hinter dem Magen auf dem linken Lendenmuskel. Die Niere wird durch den Saugeffekt des Zwerchfells, durch einen Bindegewebebeutel und durch den Druck der Bauch- und anderen Muskeln sehr locker in Position gehalten. Dies ermöglicht der Niere eine beachtliche Bewegungsfähigkeit. Die Niere hat einen großen Einfluss auf den Zustand des Kreuzbein-Darmbeingelenks, der Knie, der Lende und des Rückens allgemein. Oft berichten Kursteilnehmer, dass ihnen folgende Übung mehr geistige Klarheit verschafft und den Rücken lockert. Dies geschieht über eine Entspannung der Niere.

Die Nierenatmung

1. In einer sitzenden Position berühren wir am Rücken mit beiden Händen die Nieren.
2. Wir lenken unsere Ein- und Ausatmung in die Nieren hinein. Es ist fast so, als würden die Nieren atmen.
3. Wir atmen auf SSSSS aus und stellen uns vor, wie sich die Nieren entspannen. Durch diese Entspannung können sie besser ihr vollständiges Volumen einnehmen und sich in ihre Umgebung quasi »hineinsetzen«. (Wir kennen das Gefühl: Wenn wir uns entspannen, neigen wir dazu, uns auszubreiten.)
4. Nach einigen Minuten nehmen wir unsere Hände von den Nieren weg und spüren in uns hinein. Hat sich das Gefühl im Rücken verändert, die Haltung

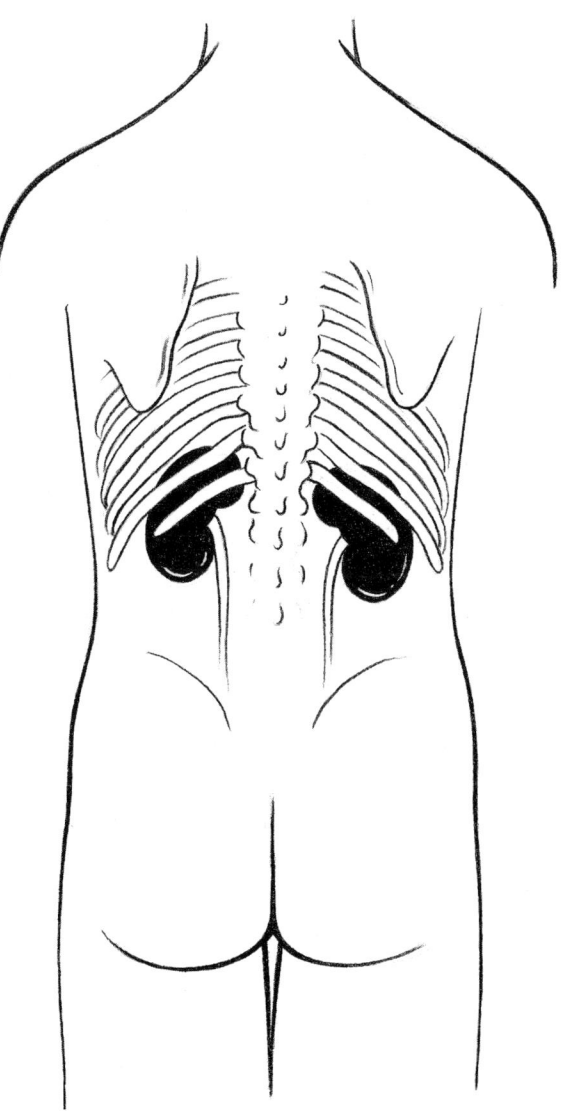

oder gar die Atmung? Wir beobachten auch, was sich im Gehen und Stehen geändert hat.
5. Nun führen wir einige Kniebeugen aus. Wir stellen uns vor, wie die Nieren durch diese Bewegungen nach unten und wieder nach oben getragen werden.
6. Es ist fast so, als würde die Kraft der Beine in die Nieren übertragen werden – als würden die Beine die Nieren direkt kontaktieren. Wir üben einige Minuten lang, bis wir das Gefühl haben, dass unsere Nieren von den Beinen getragen werden. Wir gehen im Raum umher und spüren, was sich geändert hat.
7. Setzen Sie sich auf einen Stuhl und erleben Sie, wie es sich jetzt anfühlt, zu sitzen.
8. Schreiben Sie die Erlebnisse im Journal auf.

Die Blase

Die Blase befindet sich hinter dem Schambein. Wenn sie voll ist, ragt sie wie ein dicker Bauch über dem Schambeinrand hervor. Hinter und über der weiblichen Blase befindet sich die Gebärmutter, beim Mann ist es der unterste Teil des Dünndarms. Gleich unter der männlichen Blase sitzt die Vorsteherdrüse (Prostata). Seitlich ist die Blase von Muskeln, die zum Hüftgelenk reichen, und von Beckenbodenmuskulatur begrenzt. Von unten wird sie von Beckenbodenbindegewebe und -Muskulatur getragen.

Von der Niere zur Blase

1. In der KR (siehe Seite 58 ff.): Wir legen die Hände auf die Blase und spüren die Bewegung der Blase beim Ein- und Ausatmen. Sie bewegt sich beim Einatmen nach oben und nach hinten, beim Ausatmen nach unten und nach vorn. Wir stellen uns vor, dass die Blase wie ein nickender Kopf ist, der sich die Stirne am Schambein kratzt.

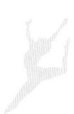

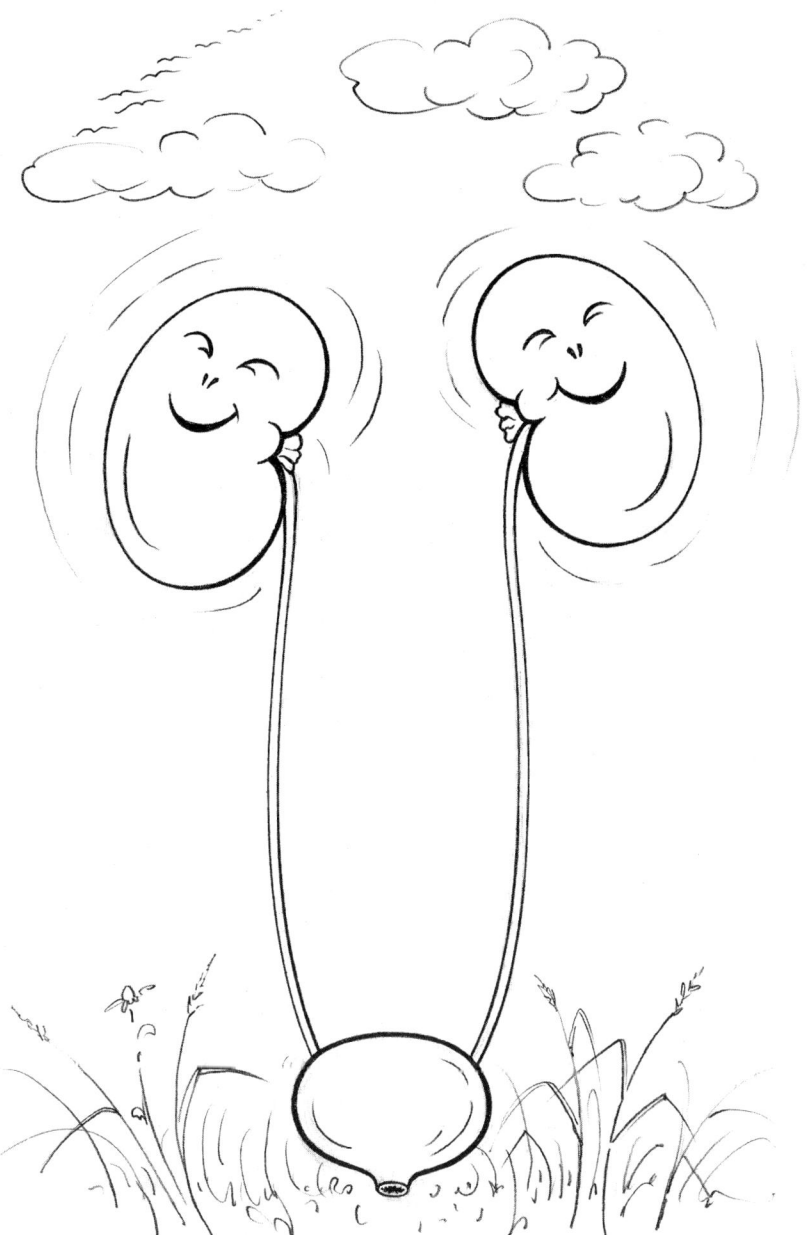

2. Wir stellen uns vor, dass die beiden Nieren und die Blase zusammen ein Dreieck bilden. Dieses Dreieck vergrößert sich mit jeder Ausatmung und verkleinert sich bei jeder Einatmung, es ist elastisch.
3. Wir vergleichen das Dreieck mit dem horizontalen Boden unter uns. Ist eine Ecke tiefer als die anderen? Ist eine Dreieckseite länger als die anderen?
4. Wir vergleichen mit unserem inneren Auge die beiden Harnröhren. Sie liegen auf dem uns bekannten Lendenmuskel. Wir stellen uns vor, dass wir von der Niere durch die weite Harnröhre in die Blase hinein ausatmen können. Wir üben dies einige Male mit einem lauten HAAA.
5. Die Harnröhren sind wie Schienen neben der Wirbelsäule. Wir stellen uns vor, dass diese Schienen der Wirbelsäule einen gewissen Halt geben können.
6. Wir stehen langsam auf und spüren, was sich an unserem Haltungsgefühl geändert hat.
7. Nochmals visualisieren wir Nieren und Blase. Wir stellen uns vor, das die Nieren wie Ballönchen (siehe Abbildung Seite 121) nach oben schweben, während die Blase im Becken deren Anker bildet.

Musikalische Niere

Spielen Sie Ihre Lieblingsmusik. Stellen Sie sich vor, dass die Musik die Nieren umgarnt, umhegt und pflegt. Die Musik bereitet den Nieren große Freude und Zufriedenheit. Bald will sich die Niere sogar spontan zur Musik bewegen. Vielleicht gelingt es sogar, Bewegungen von den Nieren her auszulösen?

Eine Erfrischung für die Nieren

Wir stellen uns vor, dass die Nieren durch imaginäres »Nierenwasser« wieder aufgeladen werden, um die Nieren zu nähren und mit neuer Energie aufzutanken. Das Wasser ist Balsam für die Niere. Sie fühlt sich bald wieder erfrischt und regeneriert.

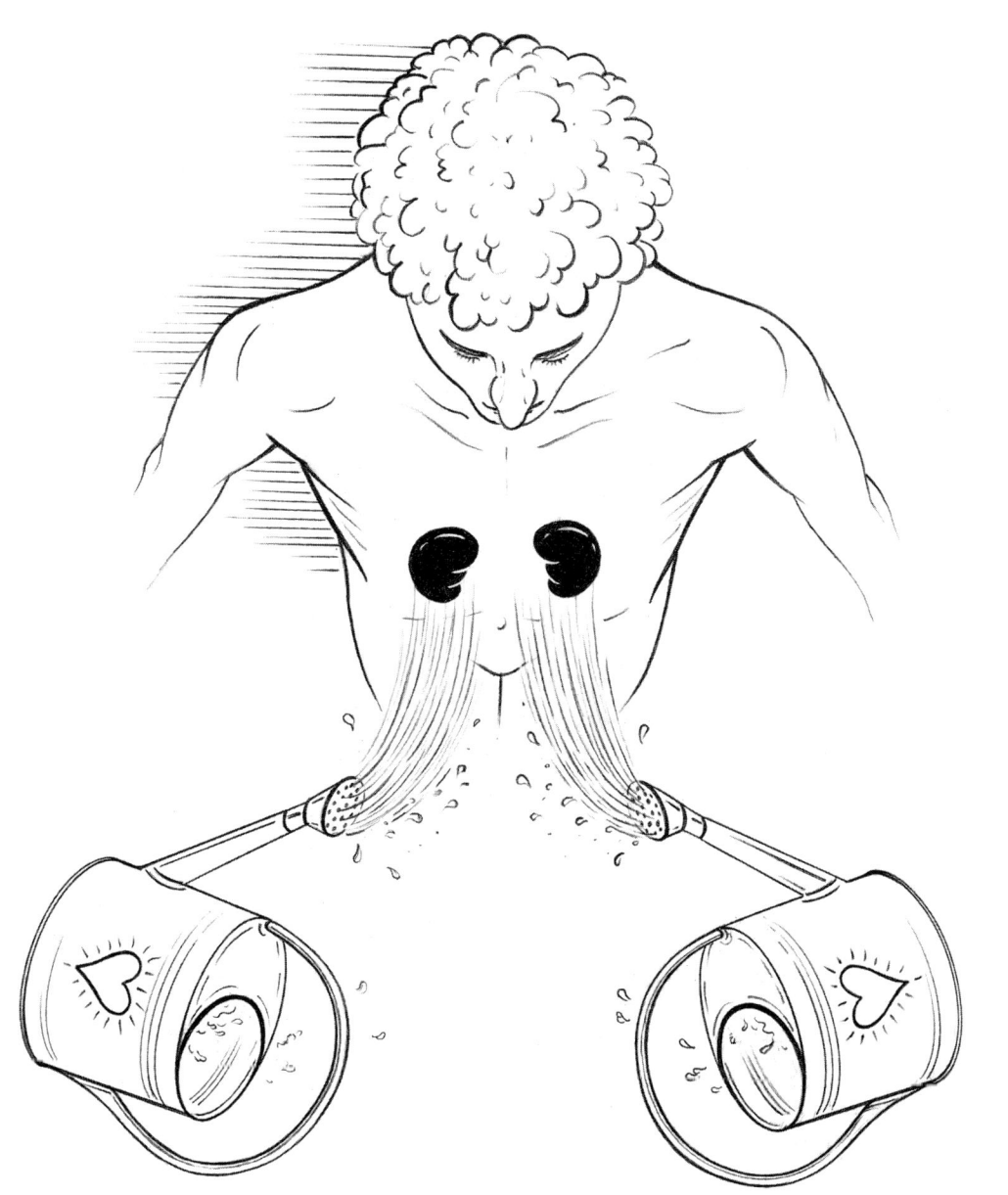

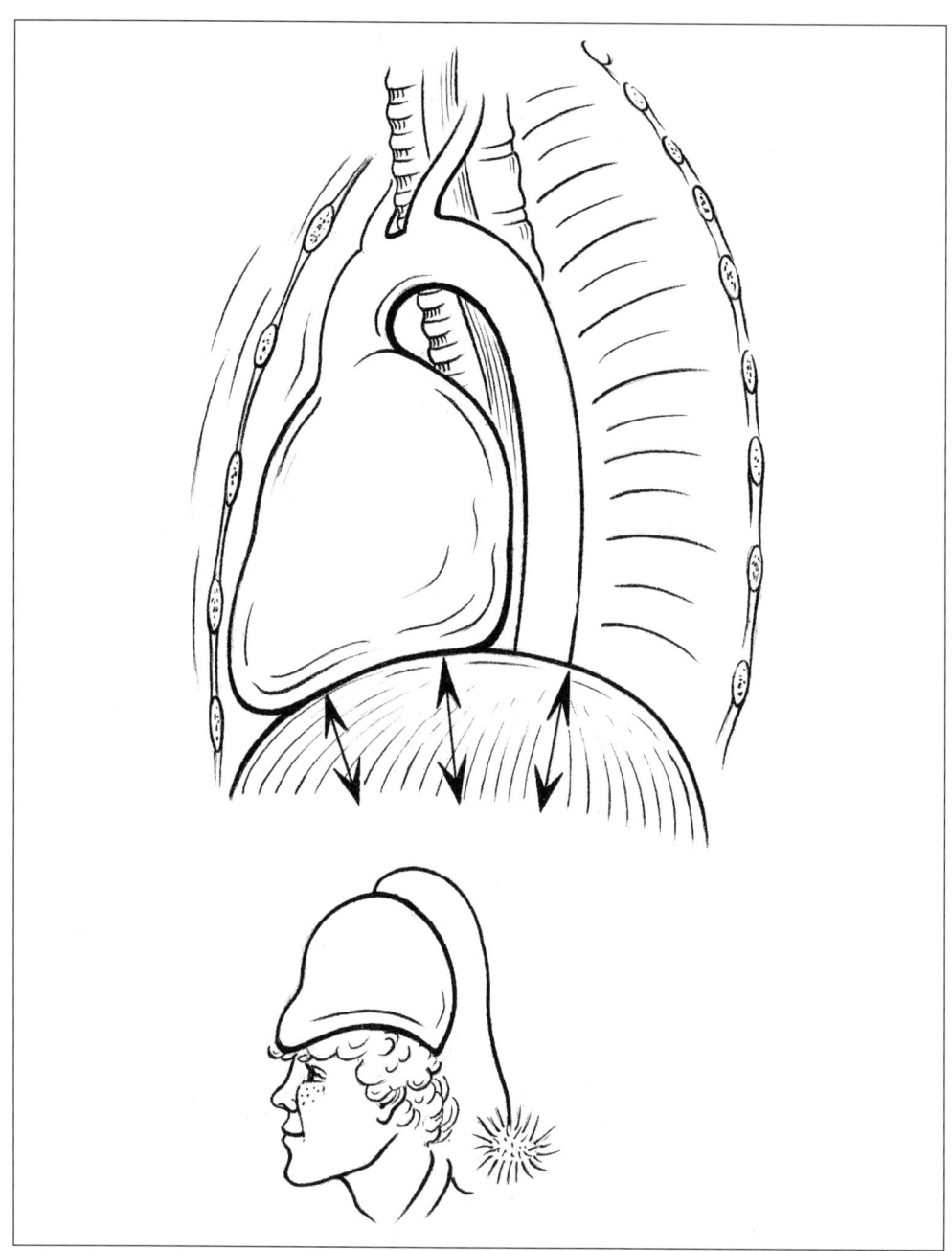

Das Herz und die Lungen

Meiner Ansicht nach hat die Körperhaltung auch einen beträchtlichen Einfluss auf die Funktion des Herzens. Das Herz liegt links (wie die nebenstehende Abbildung zeigt) hinter dem Brustbein und zwischen den Lungen. Es sitzt auf dem Zwerchfell wie ein saloppes Hütchen und ist damit bindegewebig verbunden. So kommt es, dass das Herz mit jedem Atemzug auf dem Zwerchfell auf und ab »reitet«. Beim Einatmen bewegt sich das Zwerchfell nach unten und zieht den »Boden« des Herzens hintennach. Da das Herz auch nach oben hin befestigt ist, wird es ein wenig in die Länge gedehnt.

Jeder Atemzug ist somit Gymnastik für das Herz. Eine stockende, untiefe Atmung vermindert jenen im Körper eingebauten therapeutischen Effekt für dieses zentrale Organ und ist auch deshalb für das Herz unangenehm, weil die Durchblutungswirkung der Lungen-Zwerchfellmassage geringer ausfällt. Ist die Oberkörperhaltung schlaff und vornübergebeugt, wird die »Wohnung« des Herzens zwischen Brustbein, Zwerchfell und Lungen eingedrückt.

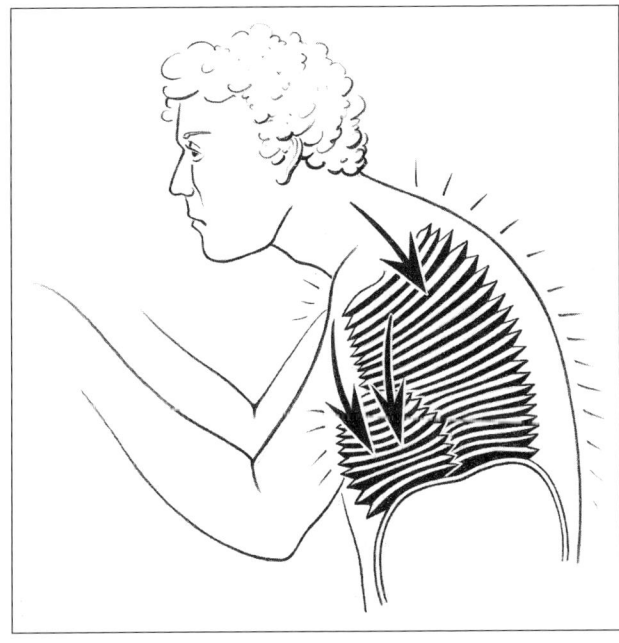

Bei der Lunge handelt es sich um eine Art Luftschwamm. Anstatt Wasser saugt dieser Schwamm Luft auf. Die Luftröhre inbegriffen, hat dieser Schwamm die Form eines umgekehrten Baumes. Seine Aufgabe ist es, möglichst viel Luft in seine kleinen verwinkelten Ästchen hineinzulotsen und dort durch extrem dünne Wändchen den Sauerstoff in den Körper passieren zu lassen.

Die rechte Lunge ist größer als die linke, sie besitzt drei so genannte Lappen (siehe

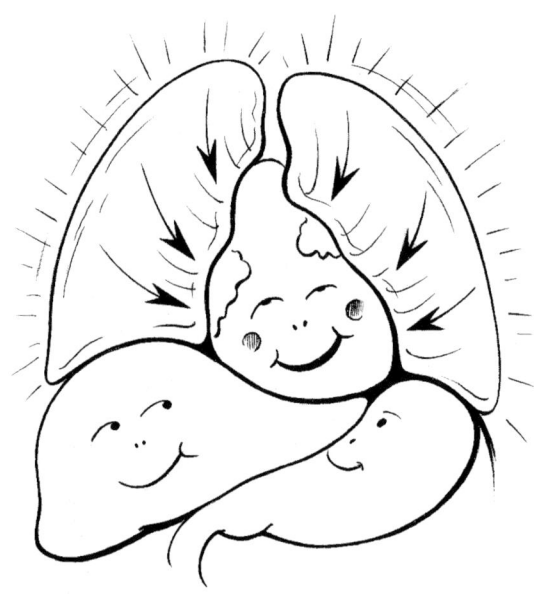

die Abbildung rechts unten). Die linke Lunge hat nur zwei Lappen, weil sie ihren Raum mit dem Herzen teilen muss. Das Herz sitzt zwischen den Lungen und wird fortwährend von seinen beiden Nachbarn massiert. Ich bin davon überzeugt, dass diese innere Herzmassage sehr wichtig für das gute Funktionieren des Herzens ist.

Die Lunge und jedes Organ sind, wie bereits erwähnt, auch ein Teil unserer Beweglichkeit, unserer Haltung und unseres lebensnotwendigen Innenvolumens. Die Lungen füllen den Brustkorb aus. Genauso, wie wir einen Ball mit einem harten Kern nicht verformen können, verhindern unbewegliche Lungen die Bewegung des Schultergürtels und des Brustkorbs. Und ein unbeweglicher Brustkorb verhindert koordinierte Armbewegungen. Versuchte man, in diesem Zustand beispielsweise Basketball zu spielen, würde man sofort merken, wie wichtig die Lunge und somit jedes Organgewebe für unsere Beweglichkeit ist.

Wenn nun die Lungen durch eine schlaffe Oberkörperhaltung dauernd nach unten gepresst werden, kann diese Verengung permanenten Charakter annehmen und unser Atemvolumen insgesamt einschränken. Es gilt also, die Lungen wieder aufzurichten, damit sie mit ihrem gesamten Volumen in Aktion treten können und unsere Zellen optimal mit Sauerstoff versorgen. Dies ist eine der besten Verjüngungskuren für unseren Körper.

Lungenlockerung

1. Wir setzen uns an einen Tisch, auf dem in Griffnähe ein Aktiva-Ball (siehe Seite 176) liegt.
2. Wir legen unseren rechten Unterarm auf den Ball. Wir bewegen unseren Arm, indem wir ihn auf dem Ball rollen.

3. Wir probieren verschiedene Bewegungen aus, wir strecken den Arm vor, ziehen ihn zurück, drehen ihn ein und aus – wir tun, was sich gerade angenehm anfühlt.
4. Wir spüren auch die Bewegungen des Schulterblattes. Am Schulterblatt sind sehr viele Muskeln befestigt, und die ausgeglichene Funktion dieser Muskeln ist sehr wichtig für die gesamte Schulterfunktion. Eine Armbewegung bedeutet meist auch eine Bewegung des Schulterblatts. Wir versuchen deshalb, die Armbewegungen auch vom Schulterblatt her auszulösen.
5. Wir stellen uns vor, wir könnten unsere Lungen elastisch bewegen, gerade so, als ob sich die Lungen selbst auf dem Ball drehen und wenden könnten.
6. Und hier ein Bild für Fischliebhaber: Wir können uns die Lappen als Fische vorstellen, die aneinander vorbeigleiten (siehe Abbildung oben).

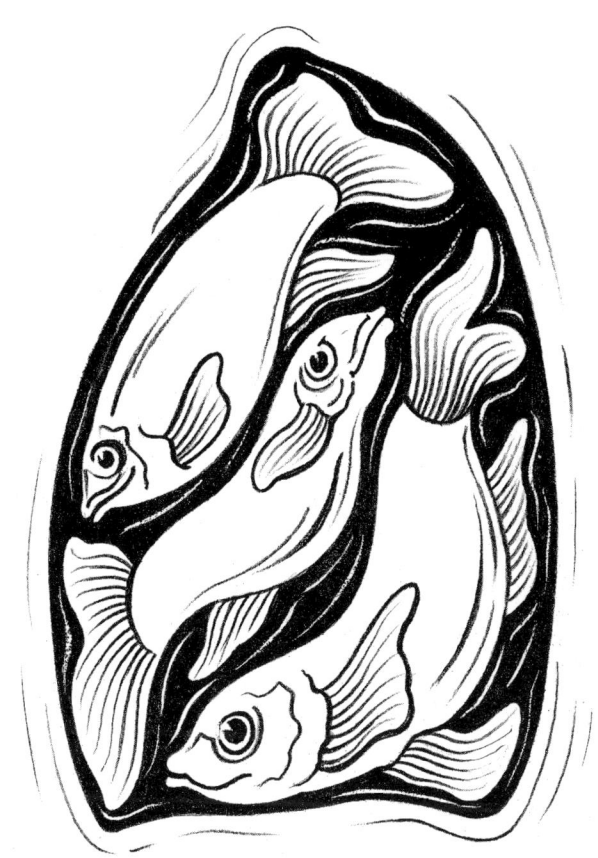

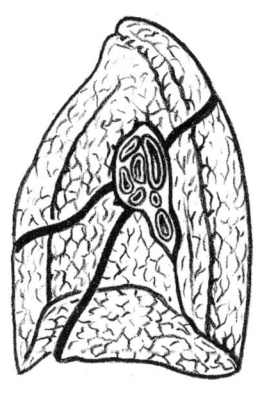

7. Wir spüren, dass die einzelnen Lungenlappen sich gleitend gegeneinander verschieben können, um unsere Beweglichkeit zu verbessern.
8. Wir lassen die Atmung fließen, wir spüren, wie durch unsere Bewegungen Luft in die Lungen gezogen wird.
9. Nun vergleichen wir die Länge beider Arme. Vielleicht merken wir, dass der rechte Arm länger geworden ist als der linke. Vielleicht ist die ganze Schulter entspannter. Vielleicht merken wir, dass wir die Lunge auf der rechten Seite einfacher mit Luft füllen können. Vielleicht fühlt sich die Lunge auf der rechten Seite »aufgerichteter« an.
10. Wir stützen beide Hände auf den Tisch und schauen, ob wir einen Unterschied zwischen den beiden Lungen und Schultern spüren.
11. Wir wiederholen die Übung auf der linken Seite (empfehlenswert auch für zwischendurch im Büro).

Herzlifting

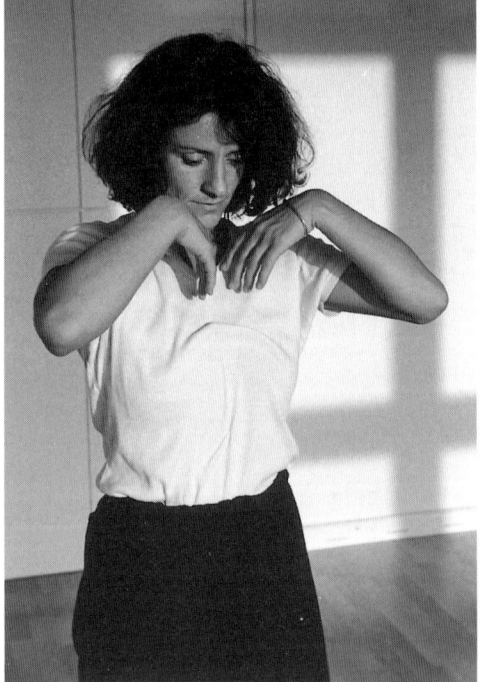

Diese Übung stimmt froh, belebt den Geist und aktiviert den Kreislauf. Wir legen unsere Hände zur lockeren Faust geballt auf das Brustbein. Die Knöchel zeigen dabei zueinander, die Daumenspitzen liegen auf dem Brustkorb.

Während wir langsam einatmen, streichen wir mit den Händen am Brustbein entlang nach oben und drehen Fäuste und Unterarme nach außen. Wir stellen uns vor, wie das Herz sich mit dem Brustbein nach oben bewegt. Weil sich der Boden des Herzens mit dem Zwerchfell nach

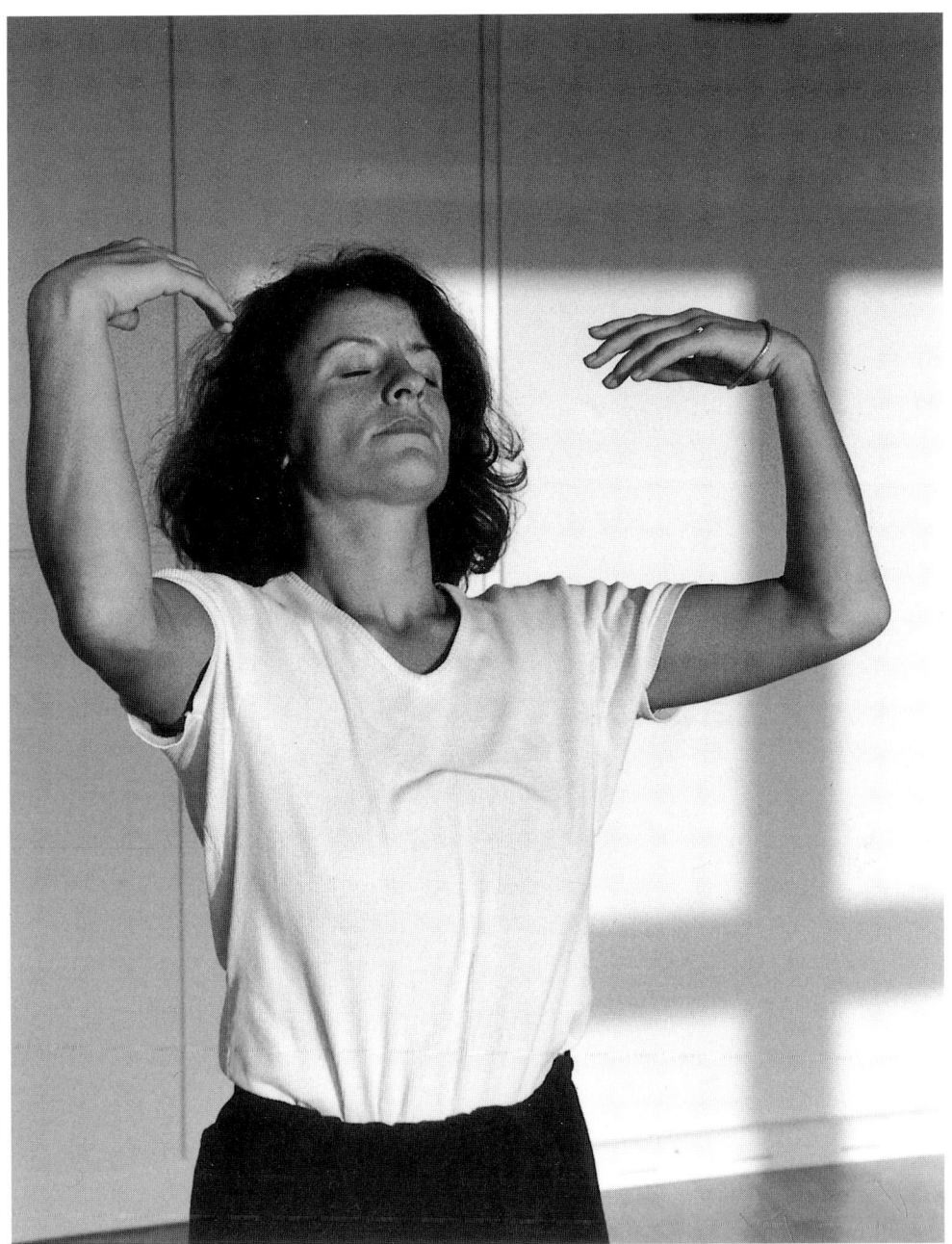

unten senkt, wird das Herz gedehnt. Frisches Blut kann in das Organ hineinfließen, das Gewebe wird elastisch. Der Blick bewegt sich langsam zur Decke (oder noch besser zum Himmel), während sich die Finger auffächern und ebenfalls nach oben zeigen).

Beim Ausatmen kehren wir die Handbewegung um. Die Finger legen sich wieder zur Faust zusammen und streichen über das Brustbein nach unten.

Wir wiederholen das Anheben und Senken des Herzens dreimal. Beim dritten Mal lassen wir das Herz gefühlsmäßig »oben«, wenn wir die Arme und den Kopf senken. Nun spüren wir, wie es sich anfühlt, mit erhobenem Herzen herumzugehen: Medizin für die Seele.

Das Wunder der intelligenten Zelle

Die Zelle ist eine in sich abgeschlossene Lebenseinheit mit einem eigenen Lebensplan und bestimmten Aufgaben. Jede Zelle in unserem Körper ist enorm »intelligent« und aufopfernd. Ich wähle absichtlich das Wort intelligent, weil viele der Funktionen, die eine Zelle ausführt, ein inneres Wissen, das weit über jede biochemische Erklärung hinausgeht, widerspiegeln. Viele Zellen sind bereit, für das Wohl der Gemeinschaft zu sterben. Ohne solch innere Zellopfer würde der Mensch nicht überleben.

Jede Zelle ist umgeben von einer zweischichtigen Haut, der Plasmamembran. Auch hier finden wir viel Bewegung. Die Membran befindet sich in einem ständigen, fließenden Formwandel. Der Wechsel einzelner Moleküle innerhalb der Membran wird sogar mit dem Turnerbegriff »Flip-Flop«-Phänomen bezeichnet. Viele Zellen haben die Fähigkeit, sich fortzubewegen. Sie tun dies mit Hilfe von beinartigen Ausstülpungen, die sie just für den augenblicklichen Bedarf kreieren. Sie können sich auf diese Weise vorwärts ziehen, robben und sowohl Roll- als auch Drehbewegungen ausführen.

Ich habe das Gefühl, dass es an ein Wunder grenzt, dass so etwas Kleines und Kompliziertes wie die Zelle, das wir auch bei weitem noch nicht verstehen, so perfekt funktionieren kann. Und ich fühle dann, dass es eigentlich schändlich ist, willentlich Dinge zu tun, die dieses wunderbare innere Gleichgewicht und diese Funktionseleganz zerstören (schlechte Ernährung, Zuführen von Zellgiften wie Alkohol, Rauch und Ruß). Ich frage mich, wie dies möglich ist, und komme zu dem Schluss, dass man es nur tun kann (von kleinen Ausrutschern abgesehen), wenn man in gewissem Maße von der Empfindung des eigenen Körpers abgekoppelt ist. Denn bei einer echten Identifikation mit den eigenen Zellen ist es unmöglich, ihnen dies anzutun.

Nicht, dass diese kleinen Wunderwerke nicht sehr kompensationsfähig wären und sich nicht heldenhaft gegen den selbstzugefügten Missbrauch wehren würden – sie geben sich alle Mühe, die Sache wieder einzurenken. Doch irgendwann kippt das Gleichgewicht, und wir werden krank.

Wenn wir die Ursache einer Krankheit nur im Augenblick suchen, vergessen wir, dass sich durch unsere eigene Verhaltensweise diese Situation in den meisten Fällen schon lange angebahnt hat. Lediglich die Ernährung umzustellen genügt dabei nicht, wir müssen auch unsere Einstellung gegenüber dem Körper bis in die Zellen hinein umstellen. Der Mensch ist eine Gemeinschaft von Zellen, die in jedem Augenblick, auch wissenschaftlich gesehen, gleichsam magisch anmutende Prozesse ausführen. Noch mehr können die Zellen leisten, wenn sie unsere bewusste Unterstützung genießen.

Zellreise

Legen Sie sich in die KR (siehe Seite 58 ff.), und stellen Sie sich eine Zelle Ihres Körpers vor. Wir sehen die Zellhaut, das Plasma und die Organellen (Mini-Organe der Zelle) vor unserem inneren Auge. Wir tauchen gedanklich in diese Zelle ein und gehen auf Entdeckungsreise.

Als Erstes durchwandern wir den Raum zwischen der äußeren und inneren Zellhaut. Es ist dies der Bereich eines intensiven Informationsaustausches, die äußere Haut ist zur Außenzellwelt hin gerichtet. Im Zellinnern wird um uns herum fieberhaft und mit größter Intelligenz gearbeitet. Schädliche Stoffe werden in harmlose umgewandelt, aus den einfachsten Komponenten wird Energie hergestellt. Die für den Körper lebensnotwendigen Hormone und Proteine werden hier aufgebaut.

Wir schwimmen zwischen den Zellorganellen hindurch. Neben uns produzieren Mitochondrien Energie, Ribosomen bauen meisterhaft Proteine auf. Vor unseren Augen wird ein eiffelturmgleiches Gebilde zusammengesteckt, auf der ande-

ren Seite der Zelle zerlegt man im selben Zeitraffertempo eine Mini-Golden-Gate-Bridge, die Mikrotubuli sind am Werk, unser mobiles Zellskelett.

Wir stellen uns vor, dass unsere Bewegungen auch die Zellorganellen bewegen können. Wir stoßen mit der Hand an eine Organelle, und sie schwimmt davon wie ein Floß im Wasser. Wir atmen ein und spüren, wie die Atmung rund um uns herum stattfindet. Wir atmen aus und erleben, wie ein Hauch von Bewegung durch die Organellen zieht. Wir sind im Land der Wunder.

Wir kommen zurück aus der Zelle, erwachen von unserer Reise. Wir staunen über die meisterhaften Fähigkeiten unserer Zellen, welche bisher ohne unser bewusstes Mitwissen all diese Funktionen für unseren Körper erfüllt haben. Wir nehmen uns vor, heute etwas Gutes für unsere Zellen zu tun.

Die Atmung

Die Atmung nimmt eine Schlüsselstellung ein, wenn es darum geht, sich aufzutanken und zu regenerieren. Sie ist ein permanenter, lebensnotwendiger Vorgang, welcher uns innigst mit der Luft verbindet. Wir denken kaum daran, dass diese »Verbindung« mit der Luft wichtiger ist als unsere Verbindung zum eigenen Arm: Ohne Arm könnten wir überleben, nicht aber ohne Luft. In gewissem Sinne sind wir dauernd dabei, einen Teil unserer Umwelt, nämlich die Luft, in uns aufzunehmen und wieder auszustoßen.
Damit Sauerstoff in den Blutkreislauf übertreten kann, trifft die Luft in den Lungenbläschen, den sackförmigen Endpunkten des Atemapparates auf eine über 100 m^2 große Fläche. Die Atmung ist unsere »innigste Berührung«, ein Austausch zwischen unserer Innen- und Außenwelt. Tausende von Kubikmetern Luft wandern so in unserem Leben durch uns hindurch. Wenn jemand in Ihrer Nähe raucht, dann schickt er sozusagen über die Luft eine vernichtende Botschaft direkt in Ihren Körper hinein. Rauch beeinflusst in direktestem Sinne die Organe und somit auch die Zellen anderer Mitmenschen.

Atmung braucht Raum

Damit wir atmen können, muss sich das Innenvolumen der Lungen vergrößern. Ohne diese Vergrößerung und dem daraus resultierenden Saugeffekt kann keine Luft einströmen. Eine ganze Reihe von Muskeln, Knochen und Organen sorgen in einem komplexen Zusammenspiel auf dem Niveau der Berliner Philharmoniker für diese dreidimensionale Ausdehnung.
Das Zwerchfell rühmt sich zu Recht mit dem Titel des wichtigsten Atemmuskels, und unter den Knochen nehmen die Rippen eine Schlüsselstellung ein. Schauen wir uns den Atemvorgang einmal in vereinfachter Form an: Das Zwerchfell ist eine doppelte Kuppel, welche den Brustraum vom Bauchraum trennt. Beim Einatmen senkt sich diese Kuppel und zieht durch Muskelfasern die luftdicht eingepackten Lungen

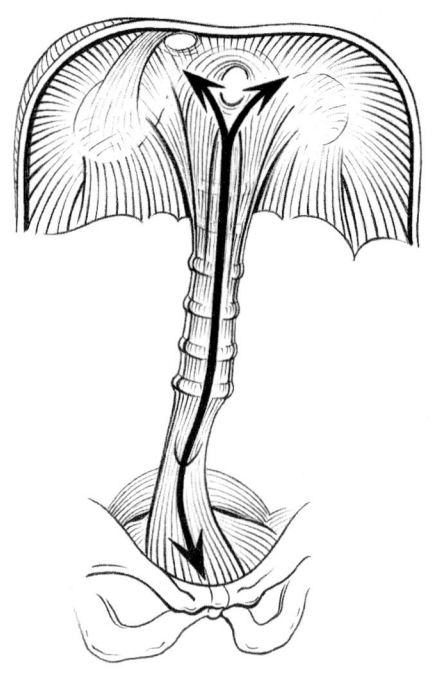

mit sich. Dies ist die Kontraktionsphase des Zwerchfells. Eine »Gegenkuppel« oder das »Kellergewölbe« des Oberkörpers bildet der Beckenboden, der über das vordere Längsband der Wirbelsäule mit dem Zwerchfell verbunden ist. (siehe Abbildung). Zwischen den beiden Kuppeln eingepackt liegen die Bauch- und Beckenorgane. Das Zwerchfell liegt auf der Leber, den Nieren und dem Magen, so dass die Atmung eine direkte Massage für diese Organe und eine indirekte für alle anderen darstellt. Beim Einatmen weitet sich der Bauch, um die Organe zu empfangen, sogar der Beckenboden tut seinen Teil und dehnt sich entsprechend seinen Möglichkeiten. Die Bauch- und Beckenbodenmuskulatur spielen zusammen und bilden die spannungsmäßigen Kontrahenten des Zwerchfells (siehe auch Seite 113). Die Wirbelsäule verlängert sich mit der Einatmung und hilft so ebenfalls, den Atemraum zu vergrößern – gleich einer rhythmischen Dehntherapie. (Bisher haben wir schon einige solcher »eingebauter Therapien« entdeckt.) Die Rippen weiten sich zur Seite, nach vorn, nach hinten und auch nach oben aus und sorgen für eine zusätzliche Ausdehnung der Lungen. Oft dehnen wir den Brustkorb beim Atmen vor allem nach vorn, dadurch aber wird das Hohlkreuz gefördert. Es ist deshalb wichtig, die Ausdehnung der Rippen als dreidimensionales Ereignis zu empfinden.

Die oberen Lungenwipfel ragen bis in den Schulterbereich hinein. Bei der Einatmung versuchen sie, sich an der obersten Rippe vorbei ein wenig nach oben zu dehnen. Keine Körperstelle ist unwichtig, wenn es um eine vollständige Atmung geht. Leider ist hier der Weg durch verspannte und eingefallene Schultern oft versperrt. Ich möchte hervorheben, dass eine tiefe Atmung nicht allein durch die Bauchatmung, sondern durch die Beweglichkeit aller an der Atmung beteiligten Strukturen zustande kommt. Unser Ziel ist, einen elastischen »Behälter« für die Lungen zu kreieren, in welchem sämtliche Ausdehnungsmöglichkeiten vertreten sind.

Beim Ausatmen steigt die Kuppel des Zwerchfells wieder nach oben. Damit dies möglich ist, müssen sich die Muskelfasern des Zwerchfells verlängern. Ich habe festgestellt, dass dieses Ereignis für viele Menschen schwierig nachzuvollziehen ist. Wieso schwebt die Kuppel nach oben, wenn sich das Zwerchfell entspannt? Das Zwerchfell hat beträchtliche Rückendeckung: die Bauchmuskeln und den Beckenboden. Es ist dies die aktive Phase der Bauchmuskeln und des Beckenbodens. Diese kontrahieren und schieben die Organe wieder auf der Rückenrutschbahn nach oben in das Zwerchfell hinein. Dies tun sie aber nicht ohne Mithilfe des Zwerchfells, das beim Nach-oben-Wölben einen Sog kreiert, welcher die Organe nachzieht.

> **Erlebnis: Bucht mit Höhlen**
>
> Ich schaue gern zu, wie Wasser an einer felsigen Küste in die verschiedensten Winkel, Engen und Höhlen hinein- und hinausströmt. Für mich stellt dieses Bild die Bewegung des Zwerchfells und der Organe beim Atmen dar. Die Organe sind das Wasser und das Zwerchfell ist die Höhlung im Felsen. Je tiefer die Höhle, desto mehr Wasser fließt hinein, füllt sie ganz auf und fließt wieder hinaus, und dies im endlosen Zyklus. Das Entscheidende ist, zuzulassen, dass das Wasser ganz in die Höhlung hineinfließen kann (Ausatmung), denn nur so kann viel Wasser wieder hinausfließen (tiefe Einatmung). Erst eine vollständige Ausatmung ermöglicht eine vollständige Einatmung. Üblicherweise denken wir beim tiefen Atmen an »Viel Luft in die Lungen«. Das ist schön und gut, aber möglich wird dies erst durch den Ausatmungsgedanken: »Viel Organe (Wasser) in die Zwerchfellkuppel.«

Das Anspannen der Bauchmuskeln als Haltungs- oder Schlankheitsstrategie hat deshalb große Nachteile: Die Atmung ist blockiert. Will man nämlich einatmen, müssen die Bauchmuskeln und der Beckenboden loslassen. Dies ist aber bei künstlicher Anspannung nicht möglich, denn es entsteht eine permanente inspiratorische (nicht zu verwechseln mit konspiratorische) Verspannung des Zwerchfells, in der viele Menschen einen großen Teil ihres Lebens verbringen – ein Zustand, in dem die Welt nie sehr freundlich aussieht (man kann nicht loslassen, alles ist gegen einen, sogar das eigene Zwerchfell). Stress und Rückenschmerzen sind die naturgegebenen Folgen. Die Rippen verharren in ihrer angehobenen Stellung, können nicht richtig zur Körperachse zurückfallen, der Rücken wird blockiert.

Blockade der Bauchmuskeln

In dieser Übung erleben wir die Wirkung der Bauchmuskeln auf die Atmung. Ziehen Sie Ihren Bauch ein, machen Sie eine schlanke Taille. Versuchen Sie nun, tief einzuatmen ... ein Ding der Unmöglichkeit. Fazit: Das beste Training für die Bauchmuskeln ist die lockere Atmung, denn damit werden bei jedem Atemzug die Bauchmuskeln vollständig durchtrainiert.

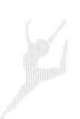

Die Zwerchfellbewegung

Im Sitzen: Das Zwerchfell bewegt sich beim Einatmen nach unten, derweil die Rippen sich weiten. Damit dies problemlos geschehen kann, stellen wir uns vor, dass das Zwerchfell beim Einatmen nach unten schwebt wie ein Seidentuch. Dieses Tuch fällt in unserer Vorstellung möglichst locker nach unten und legt sich sanft auf die Bauchorgane. Beim Ausatmen wird das Tuch mit Hilfe der Organe wieder nach oben getragen.

Um die Ausatmung zu vertiefen, stellen wir uns vor, wie sich die Fasern des Zwerchfells verlängern. Wir legen die Hände beidseitig auf die unteren Rippen. Beim Ausatmen stellen wir uns vor, wie sich die Zwerchfellkuppel möglichst weit nach oben bewegt und sich dabei von unseren Händen, die mit den Rippen zur Körpermitte hin wandern, entfernt. Sehr wichtig ist es, bei dieser Übung ganz normal zu atmen und keine besonderen Anstrengungen zur »tieferen« Atmung zu unternehmen.

Die Rippenbewegung

Wir setzen uns so hin, dass wir auf unseren knöchernen Sitzhöckern balancieren und uns nicht mit dem Rücken am Stuhl anlehnen. Nun berühren wir unser Brustbein und gleiten mit unseren Fingern zum unteren Ende desselben. Diese Stelle wird der »Schwertfortsatz« des Brustbeins genannt. Er sollte locker sein, um eine tiefe Atmung zu erzielen, also nicht steif sein wie ein Schwert, sondern eher elastisch wie Gummi. Wir fahren mit den Fingern

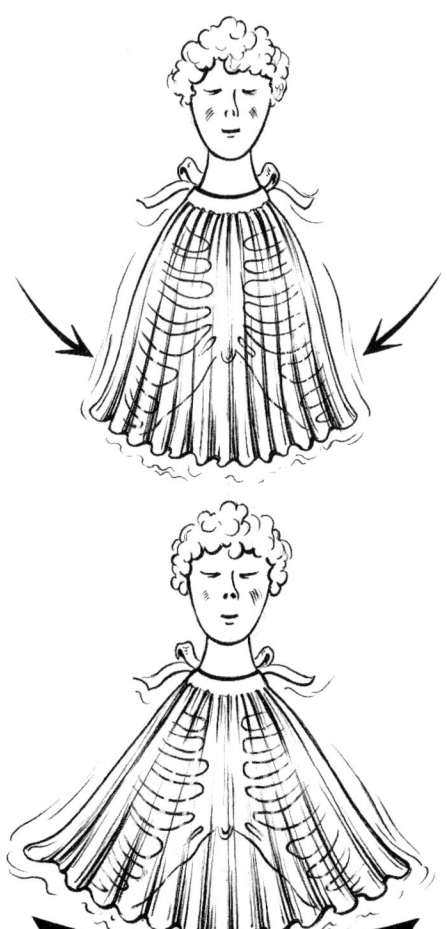

nach außen schwingen. Wir sehen, wie die Falten sich weiten. Beim Einatmen lassen wir die Faltenschürze wieder zur Körpermitte zurückfallen. Die Rippen schwingen wie weicher Stoff möglichst locker nach außen und nach innen. Damit der Schwertfortsatz beweglicher wird, stellen wir uns vor, dass er wie ein Fahnenwipfel beim Einatmen vor- und beim Ausatmen nach rückwärts pendelt (siehe Abbildungen).

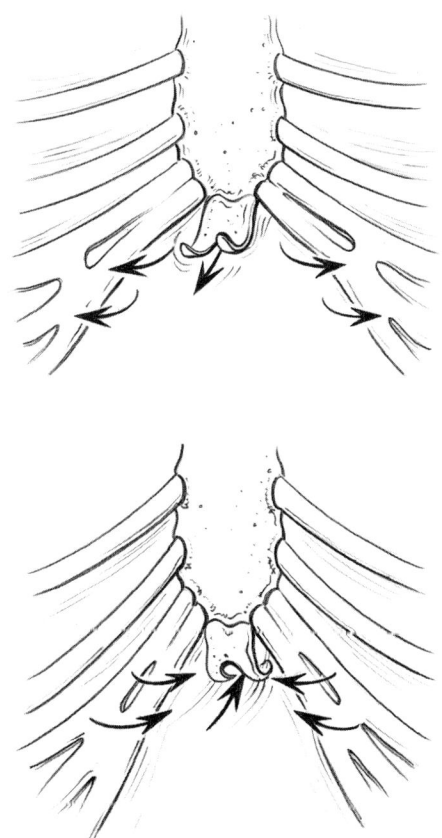

beider Hände den absteigenden Rippenrändern entlang nach hinten. Mit unseren Fingern vermitteln wir dem Rippenrand ein federnd weiches Gefühl. Wir stellen uns vor, dass die Rippen beim Einatmen ähnlich der Abbildung wie eine Faltenschürze

Die Atmung findet in den Zellen statt

Die Lunge ist in gewissem Sinne nur Mittel zum Zweck, denn die eigentliche Atmung findet in den Zellen statt. Hier wird der Sauerstoff, welcher auf komplexe Weise in den Körper »getrickst« wurde, erst richtig verwertet. Eine Zelle, welche nicht atmen kann, stirbt. In diesem Sinne findet die Atmung im ganzen Körper, also nicht nur in den Lungen, statt. Folgende Übungen können dies vermitteln.

Die Ganzkörperatmung

1. In der KR liegend (siehe auch Seite 58 ff.) mit den Armen seitlich am Boden beobachten wir unsere Atmung. Wo in unserem Körper spüren wir unsere Atmung? Spüren wir sie im Brustkorb? Im Bauch? Vielleicht in den Schultern? In der Wirbelsäule? Etwa in den Armen und Beinen? Wie bewegt die Atmung unseren Körper?
2. Wir stellen uns vor, dass wir unsere Atmung in den rechten Arm hineinlenken können. Der rechte Arm ist geräumig wie das Innenvolumen eines Ballons. Wir atmen hinein bis in die Fingerspitzen und aus dem ganzen Arm wieder heraus.
3. Nun ist es so, als würde der Wunsch nach Atmung vom rechten Arm her kommen. Wir atmen, weil der rechte Arm atmen will.
4. Nach einigen Minuten blicken wir mit unserem inneren Auge zum linken Arm herüber. Wie fühlt sich der linke Arm im Vergleich zum eben »beatmeten« rechten Arm an? Schwerer? Leichter? Größer? Kleiner?
5. Nun atmen wir in den linken Arm hinein. Es ist fast so, als könnte der linke Arm atmen, als würde der linke Arm ein- und ausatmen, als käme der Wunsch nach Luft vom linken Arm.
6. Wir wiederholen denselben Prozess mit dem rechten und linken Bein.
7. Nun stellen wir uns vor, dass der ganze Körper atmet. Wir erleben die Atmung als ein Ereignis, welches vom ganzen Körper ausgelöst wird, fast so, als wären wir eine einzige riesengroße Lunge. Vielleicht gibt es Stellen, die noch »atemlos« sind. Wir stören uns nicht daran, vielleicht findet der Atem beim nächsten Üben den Weg dorthin.

Die Zellatmung

1. Wir legen uns erneut in die KR und beobachten unsere Atmung. Wir lassen die Atmung geschehen, sind sympathische Beobachter, welche nicht in das Geschehen eingreifen.
2. Wir spüren die große Innenfläche unserer Lungen, die aus über 500 Millionen Lungenbläschen besteht. Wir stellen uns vor, dass diese gesamte Innenfläche fähig ist, Sauerstoff aufzunehmen. Auch hier herrscht Gelassenheit, der Sauerstoff tritt ohne jegliche Anstrengung in unser Blut über.
3. Wir beobachten unsere Haut. Wir stellen uns vor, dass die Haut ein riesiges Atemorgan ist, wir können mit der ganzen Haut, mit jeder Pore atmen. Wir spüren, wie wir von Luft umhüllt sind, einer unendlichen Reserve an Sauerstoff.
4. Wir entsinnen uns, dass die Zellen des Körpers von einer Haut, der Zellmembran, umgeben sind. Auch diese Haut atmet. Unser Körper ist eine Gemeinschaft atmender Zellen.
5. Die Zellen atmen mit derselben Gelassenheit wie die Lungen. Der Sauerstoff wird zugeführt, die Zellen atmen ein, die Zellen atmen aus.
6. Wir kehren zur Ganzkörperatmung zurück und spüren den Atemrhythmus unserer einzelnen Zellen gleich wie den Atemrhythmus unserer Lungen.
7. Wir lassen uns viel Zeit, um aus dieser Erfahrung aufzuwachen und wieder aufzustehen. Können wir die Zellatmung auch im Stehen spüren?

Die roten Blutkörperchen

Von den roten Blutkörperchen hängt es ab, wie gut Ihr Körper mit Sauerstoff versorgt wird. Sie sehen aus wie Teller mit einem sehr breiten, runden Rand. Wir stellen uns vor, dass die Blutkörperchen ohne jede Anstrengung den Sauerstoff in den Lungen aufnehmen und locker im Blut schwebend ihre kostbare Fracht zu allen Zellen bringen.

Wir sind uns gewiss, dass keine Zelle ausgelassen wird. Es wird viel Sauerstoff verteilt, in alle Winkel des Körpers. Wenn wir das Gefühl haben, dass eine Stelle unseres Körpers ver-

nachlässigt wird oder etwas verkrampft wirkt, schicken wir dort besonders viele rote Blutkörperchen hin. Sie flitzen und taumeln spielerisch durch unsere Arterien, führen ihre Arbeit mit Elan aus, kein noch so verzweigtes Haargefäß ist ihnen zu eng, keine noch so weit entfernte Stelle zu unwichtig.

Lachen befreit den Atem

Wundert es Sie, dass Lachen zu den besten Atemtherapien zählt? Lachen lockert die Atemmuskulatur und kräftigt das Gewebe auf natürliche Weise. Das Lachen ist deshalb ein wichtiger Bestandteil meiner Kurse, obwohl ich immer wieder das Gefühl bekomme, dass es für viele Teilnehmer schwer zu akzeptieren ist, dass so etwas Selbstverständliches eine äußerst wirksame Therapie sein kann. In diesen Momenten schwebt meist die Frage im Raum: Wann kommen wir endlich zu den »richtigen« Atemübungen? Manch einer denkt wohl, dass nur ernsthaft Geübtes auch konkrete Resultate erzielen kann. Doch das Gegenteil trifft zu: Wenn man zu verbissen übt, verkrampft man sich im selbst auferlegten Erwartungsdruck. Lachen heißt nicht, dass Präzision verloren geht!

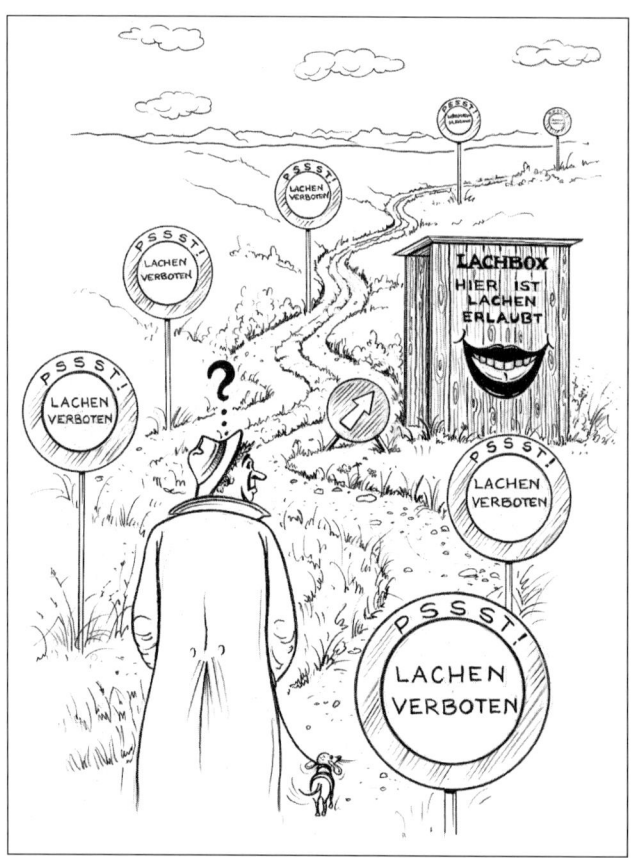

Der Alltag als Trainingsparadies

Den ganzen Tag lang ergeben sich immer wieder goldene Gelegenheiten, unsere Fitness zu verbessern. Unser Ziel ist es, am Abend nicht verkrampft und erschöpft, sondern elastisch in den Gelenken, locker in der Atmung und aufrecht in der Haltung zu sein.
Es geht darum, einen Teufelskreis zu durchbrechen: Den Tag über baut man immer mehr Spannung auf, im Rücken, in den Schultern, in der Atmung. Am Abend versucht man, sich zu entspannen. Solange man Entspannungsübungen oder -techniken braucht, ist man in gewissem Sinne dauernd dabei, sich mehr oder minder zu verspannen. Das optimistische Ziel wäre, dass man weniger Entspannungspraktiken braucht, weil man sie bereits in sich trägt und alle anfallenden Arbeiten mit optimaler Lockerheit ausführt. Ich behaupte nicht, dass dies einfach ist.
Locker und tief atmend zu arbeiten ist am Anfang ungewohnt, weil viele von uns gefühlsmäßig das schnelle Erledigen von Arbeiten mit einer gewissen Anspannung, vor allem in der Atmung, gekoppelt haben. Auch haben einige Menschen das Gefühl, dass sie mehr geleistet haben, wenn sie nach der Arbeit müde sind. Vielleicht gibt uns die Erschöpfung eine gewisse Befriedigung? Vielleicht erreichen wir so eine größere Bestätigung unserer Arbeitsleistung durch unsere Umwelt? Denn wenn wir nach dem Arbeiten locker und entspannt aussehen, tief atmen, das Gesicht entspannt und die Schultern locker sind, werden einige Kollegen oder Mitarbeiter möglicherweise denken, wir seien faul ... Mit der Zeit aber merkt man, dass das Gegenteil der Fall ist: Je lockerer und entspannter wir sind, desto besser fällt unsere Arbeit aus, sowohl in qualitativer als auch in quantitativer Hinsicht. Das Wichtigste ist aber, dass es uns gesundheitlich besser geht, wenn wir auf diese Weise tätig sind.
Vieles hängt dabei von unserer Definition von Entspannung ab. Entspannung soll nicht mit Schlaffheit und Trägheit gleichgesetzt werden. Entspannung bedeutet, dass wir frei von überschüssiger Aktivität in Körper und Geist sind. Entspannung bedeutet freie Bahn für das Essentielle und weg vom »Spannungsspeck«.

Hier ein konkretes Beispiel: Während ich diese Zeilen schreibe, sind meine beiden Kinder dabei, auf meinem Bürotisch mit den anatomischen Modellen »Schiff« zu spielen. Meine Tochter sitzt auf meinem Knie. Es könnte jetzt unter Umständen schwierig werden, weiterzuschreiben. Zum Glück befindet sich mein Spannungsmonitor auf »ein«. Sobald ich beginne, auch nur andeutungsweise die Atmung zu blockieren, die Schultern oder den Kiefer anzuspannen, bekomme ich Meldung vom Monitor. Er hilft mir, rechtzeitig die Signale für »Schmelzen von Muskeln (wie Vanilleeis)« oder »lockeres Zwerchfell (wie ein Seidentuch)« in die betroffenen Bereiche zu senden.
Ich habe immer wieder feststellen können, dass es einfacher ist, Anspannung zu verhindern, als eine schon vorhandene Verkrampfung abzubauen. Da ich tief weiteratme und meine Schultern schmelzen, kann ich mich dennoch wunderbar konzentrieren, obwohl mein Stuhl im Augenblick herumgestoßen wird und ich meine Hände in diesem Augenblick anpasse, um noch weitertippen zu können. Auch dies betrachte ich als eine Art Beweglichkeitstraining. Die Kinder spüren meine Ruhe und spielen jetzt friedlich neben mir. Gewiss, mein Sohn beginnt nun, das Herzmodell auseinander zu nehmen, und nun ist es besonders schwierig, ruhig weiterzuatmen (die Atmung bis ins Becken, aber auch in den Schultern zu spüren), weil ich ihm jetzt das Herz wegnehme. Er hat das Wegnehmen jedoch toleriert und spielt weiter. Hätte meine Atmung gestockt und wäre meine Stimme angespannt gewesen, hätte er vielleicht anders reagiert. Ich will nicht sagen, dass es keine Augenblicke gibt, in denen man klar und deutlich eingreifen muss, doch sehr oft entsteht eine aggressive Elternreaktion aus der eigenen Erschöpfung heraus (die absolut begreiflich ist). In der Zwischenzeit ist das Lebermodell ein Hütchen geworden und ein Pinguin spielt auf dem Magen.

Ein erster Schritt zur entspannten Arbeit ist, zu merken, ob wir mit unserer Anspannung die Erwartungen unser Umwelt nach einem tüchtigen Arbeitsbild befriedigen. Der zweite Schritt ist, zu spüren, in welchem Augenblick wir beginnen, uns anzuspannen. Wann machen wir nach einer Übung, die uns entspannt hat, den Schritt zurück in die Spannung? Wo in unserem Körper machen wir diesen Schritt als Erstes? In den Schultern? Im Nacken? Im Rücken? Im Kiefer? In der Zunge? In den Füßen? Im Bauch? In den Lippen? In der Atmung? Um dies herauszufinden, müssen wir immer wieder in den Körper hineinspüren. Ich meine, dass diese Fähigkeit, sich beim Anspannen zu »erwischen«, ebenso wichtig ist wie die Entspannungsübung selbst.

Der Aufbau von Arbeitslockerheit braucht Übung – wie alles andere im Leben auch. Ein Kind fällt Hunderte von Malen um, bis es gelernt hat, zu gehen. Nur wenn man bereit ist, etwas am Anfang nicht zu können, kann man überhaupt etwas lernen. »Etwas Neues lernen« bedeutet, dieses Etwas am Anfang nicht zu beherrschen, sonst wäre es kein Lernprozess. Dennoch sind viele Menschen überrascht, wenn eine Übung oder ein Experiment im Entspannungs- und Bewegungsbereich nicht gelingt.

Wir sind eine Gesellschaft, die sich immer mehr an der sofortigen Befriedigung von Wünschen orientiert. Könnte es sein, dass die gute Dinge im Leben jenen vorbehalten sind, die durchhalten, nicht aufgeben und gewillt sind, immer wieder von neuem zu lernen?

Innere und äußere Aufmerksamkeit

1. Greifen Sie mit Ihrem rechten Arm nach einem Objekt, heben Sie es auf und legen Sie es an einen anderen Ort. Konzentrieren Sie sich auf das Erledigen dieser »Arbeit«. In diesem Falle wird die Befehlsfunktion des Nervensystems betont.
2. Massieren Sie mit Ihrer linken Hand die Fingerspitzen der rechten Hand.
3. Greifen Sie erneut mit der rechten Hand nach demselben Objekt. Jetzt werden Sie sich vor allem auf das Spüren Ihrer Bewegung und nicht auf das Erledigen der Arbeit konzentrieren. Das Entscheidende ist, die Bewegung so genau wie möglich zu spüren. Gewiss werden Sie jetzt länger brauchen, um diese Arbeit auszuführen. In diesem Falle wird die Spürfunktion des Nervensystems betont.
4. Nun versuchen wir, diese beiden »Extreme« miteinander zu verbinden: Wir ergreifen das Objekt mit dem Ziel, es zu verschieben, und spüren dabei aber auch, was wir tun. So entsteht ein Gleichgewicht zwischen dem Befehls- und dem Spüranteil des Nervensystems. Ein Grund, weshalb uns Arbeit so müde machen kann, ist, dass wir den »Befehlsaspekt« des Nervensystems betonen, während der Körper kaum empfunden wird.
5. Versuchen Sie, dies im Alltag anzuwenden. Wenn Sie merken, dass eine Arbeit Sie müde macht, massieren Sie Ihre Fingerspitzen, Ihre Gelenke oder legen Sie eine »Klopfpause« ein, wie sie im nächsten Abschnitt beschrieben wird.

Den Körper aufwecken

Jeder Augenblick im Leben eines Menschen bietet die Chance für einen Neuanfang. Es ist nie zu spät, etwas Neues auszuprobieren oder neue Wege zu beschreiten. Eigentlich beginnt man erst dann zu altern, wenn man es nicht mehr wagt, Neues auszuprobieren. Misslingt etwas im Leben, dann soll man nicht verzweifeln und versuchen, zurückzukrebsen, sondern denken: »Das ist nicht gelungen, ich beginne von neuem, ich versuche es auf eine andere Art.«

Ich glaube, dass der Morgen als eine Chance zum Neubeginn erschaffen wurde. Wenn auch der gestrige Tag nicht so gelang, wie man es eigentlich gemocht hätte, kann man den neuen Tag mit frischen Kräften beginnen.

Wie man sich am Morgen auf den Tag vorbereitet, ist sehr wichtig. Ein schlechter Start ist später schwierig zu korrigieren. Mit tiefer, ruhiger Atmung, mit lockerer Bewegung und Haltung schreitet man viel zuversichtlicher in den Tag hinein. Die (Ver-)Spannungen des Tages zerplatzen dann wie Seifenblasen, bevor sie uns etwas anhaben können.

Mit Abklopfen in Schwung kommen

Das morgendliche Abklopfen ist eine ausgezeichnete Art, den Körper auf den neuen Tag einzustimmen. Dabei verwenden wir unsere Hände als kleine Klopfer, die die Muskulatur lockern, den Blutkreislauf in Schwung bringen, die Gelenke aufwecken und das Nervensystem auf die Tätigkeiten des Tages einstimmen.

Es gibt verschiedene Möglichkeiten, die Hände beim Abklopfen einzusetzen. Sie können dabei zu lockeren Fäusten geballt sein, oder wir klopfen mit den Fingerspitzen mit einer leicht gespreizten Hand.

1. Wir klopfen zunächst sanft auf unsere Körpermitte, den Bereich um den Bauchnabel. Wir spüren, wie das Klopfen unsere Organe aufweckt.
2. Wir klopfen auf das Brustbein. Wir spüren, wie durch diese Schwingung unser Herz und die Lungen aufwachen. Wir klopfen vom Brustbein über die Schlüsselbeine nach außen.

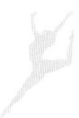

144

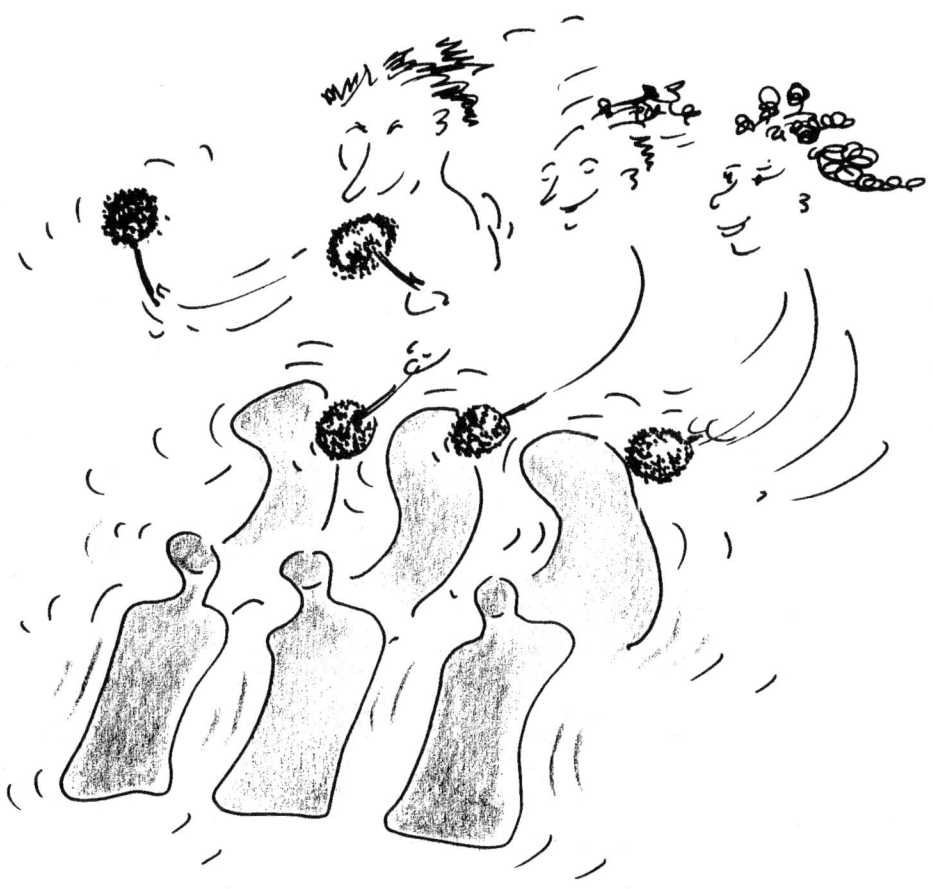

3. Wir klopfen auf der Innenseite des Arms von den Fingerspitzen zur Vorderseite der Schulter und wieder zurück zu den Fingerspitzen. Wir spüren, wie das Klopfen die Muskeln, Knochen und Gelenke des Arms aufweckt. Wir stellen uns vor, dass jede Zelle in unserem Arm gelockert wird.
4. Wir klopfen auf der Rückseite des Arms von der Seite des Halses bis zu den Fingerspitzen und wieder zurück. Wir spüren, wie das Klopfen die Muskeln, Knochen und Gelenke des Arms aufweckt.
5. Wir klopfen auf der Unterseite des Arms vom Achselhöhlenbereich bis zu den Fingerspitzen und wieder zurück. Wir spüren, wie das Klopfen die Muskeln, Knochen und Gelenke des Arms aufweckt.

6. Wir vergleichen das Gefühl zwischen den Armen, bevor wir die Übung mit dem anderen Arm wiederholen.
7. Nun klopfen wir sanft auf unseren Kopf und stellen uns vor, dass der Kopf aus vielen Knochen besteht. Der Kopf darf beweglich sein. Wir spüren die Leichtigkeit der Schädelknochen.

Folgender Teil soll nur ausgeführt werden, wenn man die Beine ohne allzu viel Anstrengung gut berühren kann:

8. Wir klopfen auf der Innenseite des Beins, von der Fußinnenkante bis zur Vorderseite des Beckens.
9. Wir klopfen auf der Vorderseite des Beins bis zum Hüftgelenk.
10. Wir klopfen von der Außenseite des Fußes bis zur Rückseite des Beckens.
11. Wir klopfen auf den Rückseiten der Beine von den Fersen bis zu den Sitzhöckern.

Abklopfen mit Bällen

Das Abklopfen mit Bällen ist eine Variation zur obigen Übung. Man nimmt zwei weich aufgeblasene Aktiva-Bälle und klopft mit diesen wie oben beschrieben den Körper ab.

Ein Tag ohne Reibung

Wir konzentrieren uns nun auf unsere Gelenke und stellen uns die Gelenkschmiere, die Flüssigkeit in unseren Gelenken vor. Es ist sehr wichtig, dass für einen »reibungslosen« Tagesablauf genügend Gelenkschmiere vorhanden ist. Wir führen einige spontane Bewegungen aus und stellen uns vor, wie die Gelenkflüssigkeit in all unseren Gelenken reichlich verteilt wird.

Das tragbare Fitness-Studio

Das Theraband® (siehe Seite 176) ist ein elastischer Gummischlauch, den ich gerne für Übungen verwende. Dieses Band ist leicht und transportabel und kann, in der Tasche verstaut, problemlos mitgenommen werden. So hat man jederzeit zu Hause, im Büro oder in den Ferien ein kleines Fitness-Studio dabei. Es gibt verschiedene Bandstärken. Für die folgende Übung empfehle ich ein mittelstarkes Band (grün oder blau). Wer kein solches Band besitzt, kann für einen Teil der folgenden Übungen auch ein Badetuch verwenden.

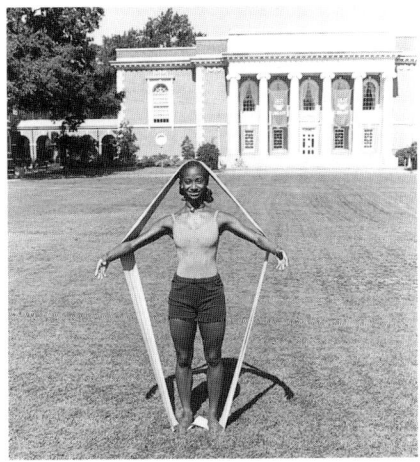

Elastischer Rücken am Morgen

Im Stehen halten wir das Band in beiden Händen hinter unserem Rücken (siehe Abbildung). Nun beugen wir unsere Wirbelsäule und lassen unseren Rücken in das Band hineinsinken wie in eine Hängematte. Wir achten darauf, dass wir dabei auch die Halswirbelsäule ein wenig beugen. Dann strecken wir den Rücken langsam wieder aus.

Erneut dehnen wir den Rücken in das Band hinein und bewegen ihn hin und her – oder bes-

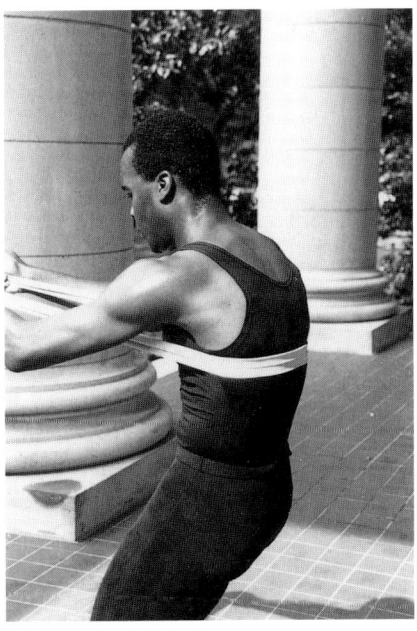

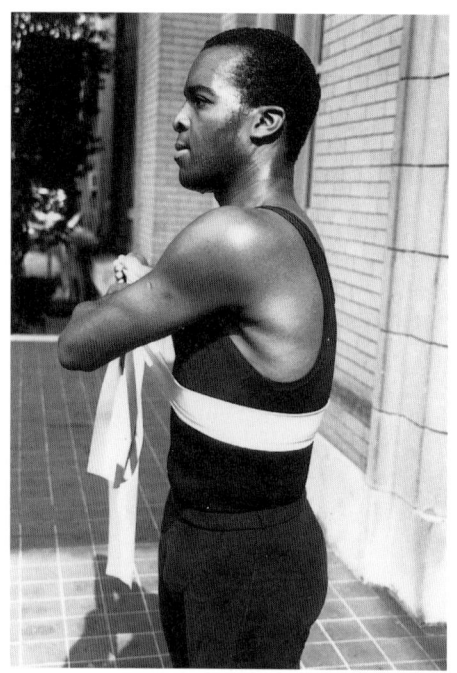

ser gesagt, wir »wuseln« mit dem Rücken im Band, so als wollten wir es uns darin bequem machen. Wir versuchen, den Brustkorb auch seitwärts gegen das Band zu bewegen. Das Band kann dabei als Gegenzug zum Brustkorb wirken. Diese Übung dehnt und kräftigt die Rückenmuskeln, lockert den Brustkorb und vertieft so die Atmung.
Nehmen Sie das Band weg, und spüren Sie, wie locker sich Ihr Rücken anfühlt und wie frei Sie nun atmen!

Geölte Schultern

1. Ich verwende für die folgende Übung ebenfalls wieder ein sehr lang geschnittenes Band (3 bis 4 Meter, je nach Körpergröße).
2. Wir stehen mit dem rechten Fuß auf beiden Bandenden. Die Schlaufe des Bandes legen wir über die Schulter derselben Seite. Dabei sollte das Band nicht zu locker, aber auch nicht zu fest über die Schulter gespannt sein.
3. Wir kreisen die Schulter im Band. Wir stellen uns vor, dass die Schulter gut geölt ist (siehe Abbildung).

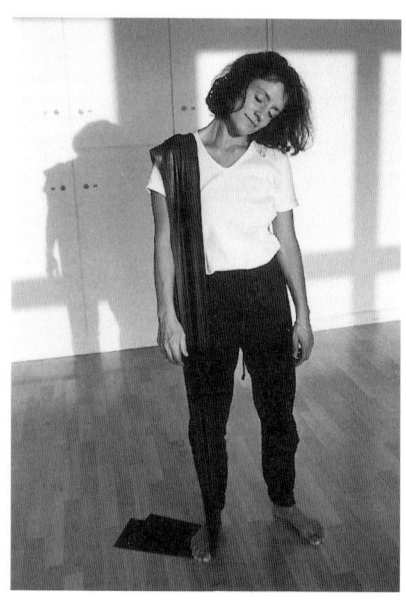

4. Wir neigen den Kopf zur linken Seite. Wir bewegen unseren Kopf langsam in verschiedene Stellungen hinein. Wir merken auch, dass eine kleine Verschiebung unserer Kopfstellung uns gleich auch andere Muskelstränge spüren lässt. Wir gehen auf eine kurze Dehn-Entdeckungsreise und stellen uns vor, dass sich die Muskeln wie Kaugummifäden verlängern.
5. Wir heben die Schulter mit dem Band Richtung rechtes Ohr. Wir senken die Schulter wieder ganz langsam nach unten. Wir spüren dabei, wie die Muskeln auseinander fließen wie Butter.
6. Wir lassen das Band auf den Boden fallen, vergleichen das Gefühl zwischen der geölten und der nicht geölten Schulter und wiederholen die Übung nun mit der linken Schulter.

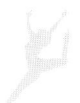

Stehen zum Angewöhnen

Unsere Füße tragen uns lebenslang herum. Wir muten ihnen viel zu und widmen ihrer Gesundheit viel zu wenig Zeit. Die Füße sind von Kindheit an in ein ledernes Verlies, genannt Schuhe, eingeschnürt, mit wenig Luft und Bewegungsfreiheit. Kein Wunder, dass viele Menschen über Fußschmerzen klagen. Wenn wir nur ein wenig davon verstehen wollten, wie der Fuß funktioniert, so würden wir bald feststellen, dass dies spannender ist als ein Detektivroman.

Wandelbar wie ein Chamäleon, löst der Fuß seine vielen Aufgaben. Damit er große Belastungen aushält, ist er gebaut wie ein dreidimensionales Kuppelgewölbe. Um noch stabiler und trotzdem elastisch zu sein, ist dieses Gewölbe verspannt wie ein Pfeilbogen. Die Fußsohle bildet dabei mit ihren vielen Bändern die federnde Schnur des Bogens. Das Fußgewölbe ist das Krummholz. So wird der Fuß bei jedem Schritt mit »Sprungenergie« aufgeladen. Er verwandelt sich in ein stabiles, breites Fundament, um wenig später wie ein Hebel den Körper nach vorn zu katapultieren. Wie ein Tuch, das wir auswinden, kann sich der Fuß verdrehen oder lösen, um je nach Bedürfnis einmal steifer, einmal lockerer zu werden, uns von Treppe zu Treppe zu hieven oder sich dem Boden anzupassen. Der Vorderteil des Fußes kann sich sogar in die Gegenrichtung zum Hinterteil drehen. Dieser Trick hat schon man-

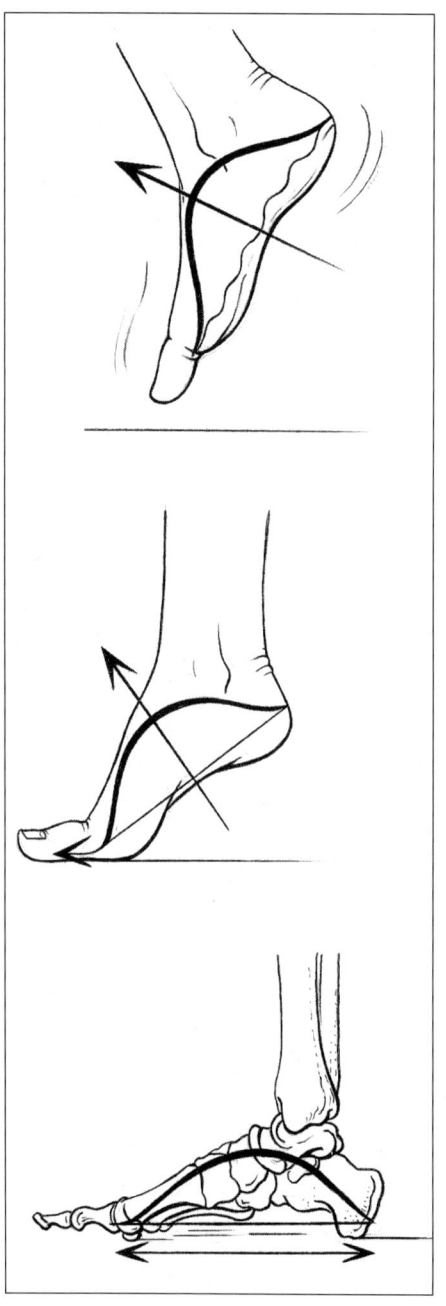

ches Band vor der Zerrung gerettet. Der hintere Teil des Fußes kann aufrecht bleiben, obwohl etwa die Vorderkante durch einen Stein in Schieflage geraten ist.

Mit seinen 26 Knochen und über 30 Gelenken passt sich der Fuß jedem Gelände an und pariert die härtesten Schläge, ganz nach dem Motto »Einer für alle, alle für einen«. Um all ihre komplexen Funktionen in Gang halten zu können, wollen Füße gebraucht werden. Am besten wäre da ein Fußberuf (Abbildung rechts oben), in dem die Füße aktiv und den Händen ebenbürtig mitarbeiten.

Leider sind diese Berufe in unseren Breitengraden nicht sehr populär und der Fuß fristet sein Leben mehrheitlich in einem Schuh. Ihm fehlt mit der Zeit die nötige Fitness, um all die oben erwähnten Tricks ausführen zu können. Dies hat fatale Folgen für den ganzen Körper: Der Kreislauf schläft ein, die Gelenke werden steif, die Muskeln magern ab und die Bänder werden dünn.

Das Haltungsgefühl und die Koordination – allem voran das Gleichgewicht – hängt eng mit dem Zustand der Füße zusammen. Viele Unfälle könnten vermieden werden, wenn wir unser Gleichgewicht schulen würden. Bevor wir beginnen, möchte ich auf die Abbildung rechts unten hinweisen: Hier sehen wir eine ältere Frau, die ihren Tag im Boot auf dem schwimmenden Markt in Thailand verbringt. Durch ihre tägliche Auseinandersetzung mit dem Gleichgewicht hat sich ein wunderbares

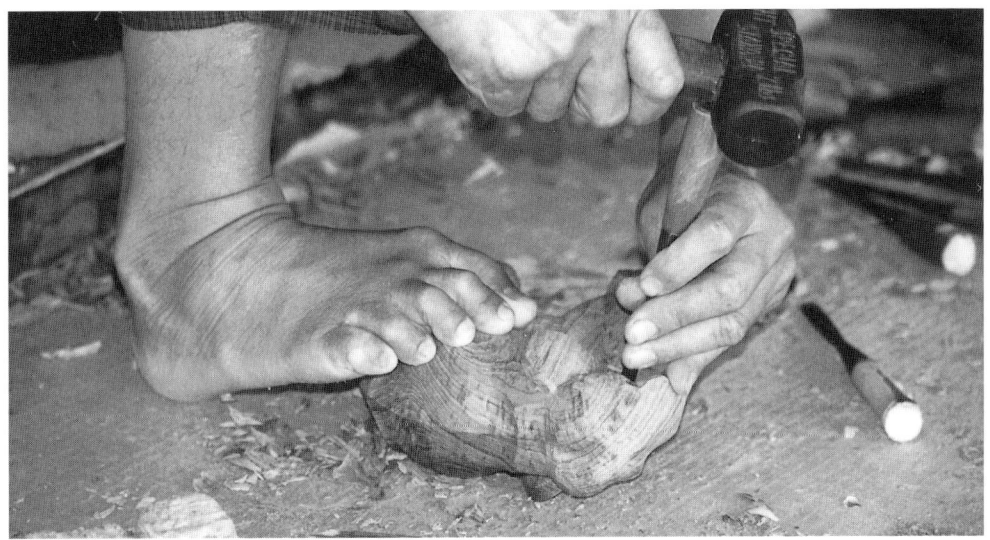

Haltungsgefühl entwickelt, denn der ganze Körper wird ständig aufgefordert, unter wechselnden Gleichgewichtsbedingungen das Schiff zu manövrieren.

Um den Körper zu fördern, muss man ihn herausfordern. In der Abbildung auf Seite 152 sehen wir eine Gegenüberstellung, die mich traurig stimmt: vorn eine Touristin, hinten die thailändische Bootslenkerin. Vorn ein krummer Rücken, hinten eine aufgerichtete Wirbelsäule. Es ist also Zeit, unser Gleichgewicht wieder zu finden.

Wir werden lernen, die Kraft und Beweglichkeit der Füße wieder systematisch aufzubauen – auch ohne Fußberuf. Wahre Wunder können im Körper geschehen, wenn wir dies tun.

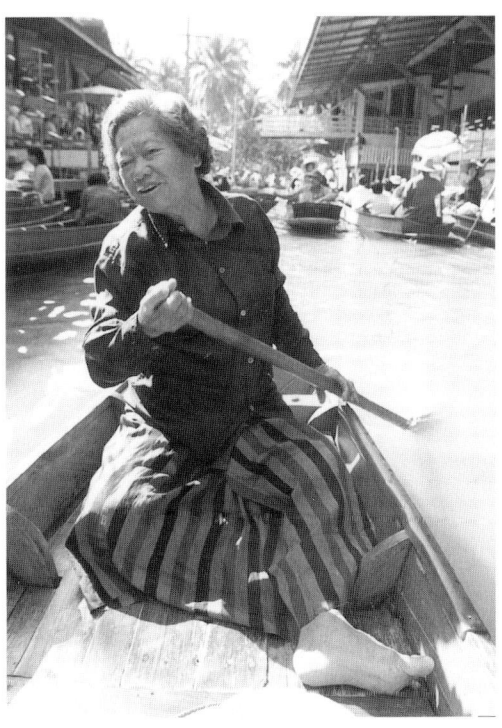

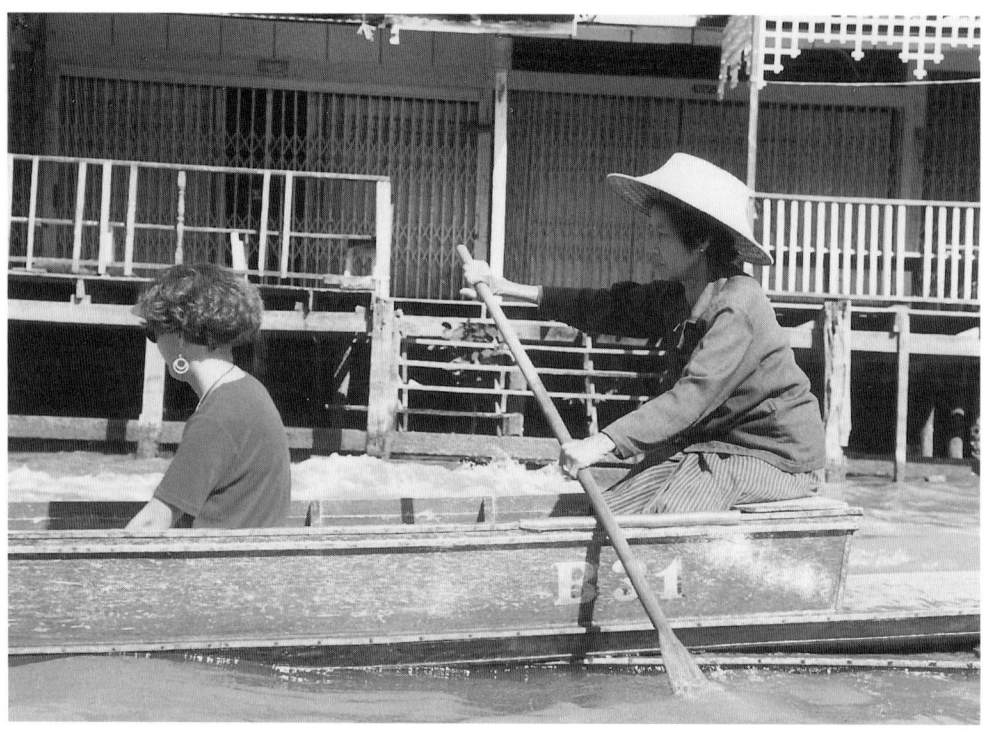

Dabei ist es jedoch enorm wichtig, dass wir vorsichtig beginnen. Denn die Füße werden zunächst protestieren, weil sie sich an das »faule Leben« gewöhnt haben. Dieser Protest ist bald überwunden und weicht dem Wonnegefühl der quicklebendigen Fußeskraft.

Stehen auf den Aktiva-Bällen

1. Die folgenden Übungen wirken besser als Kaffee, um Müdigkeit zu vertreiben. Obwohl sie kinderleicht aussehen, sind sie mit Vorsicht zu genießen und führen bei Anfängern schnell zu einem schmerzhaften Fall auf den Po. Die Kraft der Füße und das Gleichgewichtsgefühl müssen langsam aufgebaut werden.
2. Wir beginnen mit einem Fuß auf dem Ball, den anderen halten wir am Boden. Auf dem Ball auf- und abwippend, versuchen wir, unser Gewicht auf dem Ball zu spüren und ihn nicht nur mt Muskelkraft in den Boden zu drücken.

3. Bevor wir den Fuß wechseln, vergleichen wir die beiden Füße auf ebenem Boden. Vielleicht spüren wir sogar einen Unterschied in den Schultern.
4. In der nächsten Phase stellt man seine Füße gleichzeitig auf die Bälle und versucht, darauf zu balancieren. Hierzu

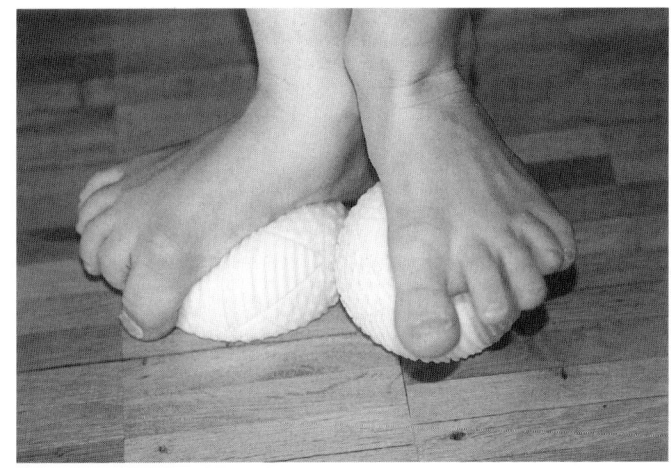

verwende ich gerne Aktiva-Bälle, weil deren Noppen zusätzlichen Halt bieten. Am Anfang sollte man dabei zwei weich aufgeblasene Bälle nehmen und sich festhalten.

Kinder lieben übrigens dieses Spiel, und es ist interessant, Kinderfüße beim Balancieren zu beobachten. Für den Fall, dass Sie doch einmal umfallen sollten, empfehle ich, diese Übung in der Nähe eines weichen Sofas oder eines Bettes zu machen, auf das Sie sich plumpsen lassen können. Im fortgeschrittenen Stadium darf man auch frei stehen und mit den Armen Ausgleichsbewegungen ausführen.
Diese Übung fördert die Kraft und Beweglichkeit in den Füßen und Beinen, stärkt die Knochen und Muskulatur, verbessert das Gleichgewicht und die Körperhaltung. Selbstverständlich können Sie jederzeit absteigen und die Füße ausruhen lassen oder nur die Vorderfüße auf den Bällen platzieren, während die Fersen noch auf dem Boden ruhen.
Das Umgekehrte sollte ebenfalls ausprobiert werden, nämlich die Bälle unter die Fersen zu stellen, während die Zehen auf dem Boden sind. Ich bitte aber um eine korrekte Selbsteinschätzung, welche auch in der größten Übungsbegeisterung beachtet werden sollte!
Nach dem Ball-Stehen sollte man einige Augenblicke verweilen und nachspüren – es wird sich ein neues Haltungsgefühl einstellen. Kursteilnehmer berichten von sicherem Stand, einem Gefühl der Erdung, Haltung ohne Anstrengung, lockeren Schultern und entspanntem Rücken.

Aufbauendes Sitzen

Im westlichen Teil der Welt verbringen Hunderttausende von Menschen den Tag damit, Stühle mit dem stärksten Muskel ihres Körpers (Gluteus Maximus) platt zu sitzen. Nicht, dass dieser Muskel dabei sonderlich trainiert würde, nein, er beginnt, sich den Weiten der immer bequemer werdenden Stühle anzupassen. In den USA mussten in einem Stadion sämtliche Stühle ersetzt werden, weil die Vorkriegszuschauer zur Platzierung ihrer Pobacken nur die Hälfte der Fläche benötigten. Diesem weltweiten Trend wollen wir mutig entgegensitzen. Die folgenden Übungen sind nicht nur vorteilhaft für die Gesäßmuskeln und eine gute Sitzhaltung, sondern ermöglichen auch eine wertvolle Aktivierung des Beckenbodens.

Training auf dem Stuhl

1. Zunächst entdecken wir unsere Sitzhöcker, welche sich zuunterst am Becken befinden. Legen Sie Ihre Hände einen Augenblick unter die Gesäßbacken. Bestimmt werden Sie die beiden Knochen als unangenehmen Druck auf Ihre Finger spüren. Nehmen Sie die Hände sofort wieder weg und spüren Sie, ob Ihr Körpergewicht gleichmäßig auf beiden Sitzhöckern verteilt ist.
2. Drücken Sie nun den rechten Sitzhöcker stärker in den Stuhl als den linken. Stellen Sie sich vor, der Sitzhöcker sei ein Setzholz, das Sie in die Erde drücken. Drücken Sie nun den linken Sitzhöcker in den Stuhl. Ist es einfacher, den linken oder den rechten Sitzhöcker nach unten zu drücken?
3. Nun versuchen Sie, mit den Sitzhöckern auf dem Stuhl zu gehen. Stellen Sie sich vor, dass dies genau gleich vor sich geht wie beim Gehen auf den Füßen. Ein Sitzhöcker stößt am Stuhl ab, der andere streckt sich nach vorn (siehe Abbildung). Wir üben auch rückwärtiges Gehen.
4. Heben Sie die rechte Beckenhälfte ein wenig vom Stuhl ab, so dass Sie nur noch auf dem linken Sitzhöcker »stehen«. Schwingen Sie nun die rechte Beckenhälfte einige Male vorwärts und rückwärts. Vergleichen Sie das Gefühl im Rücken, bevor Sie dieselbe Übung auf der linken Seite ausführen.
Heben Sie die linke Beckenhälfte etwas vom Stuhl ab, so dass Sie nur noch auf dem rechten Sitzhöcker »stehen«. Schwingen Sie nun die linke Beckenhälfte einige Male vorwärts und rückwärts.

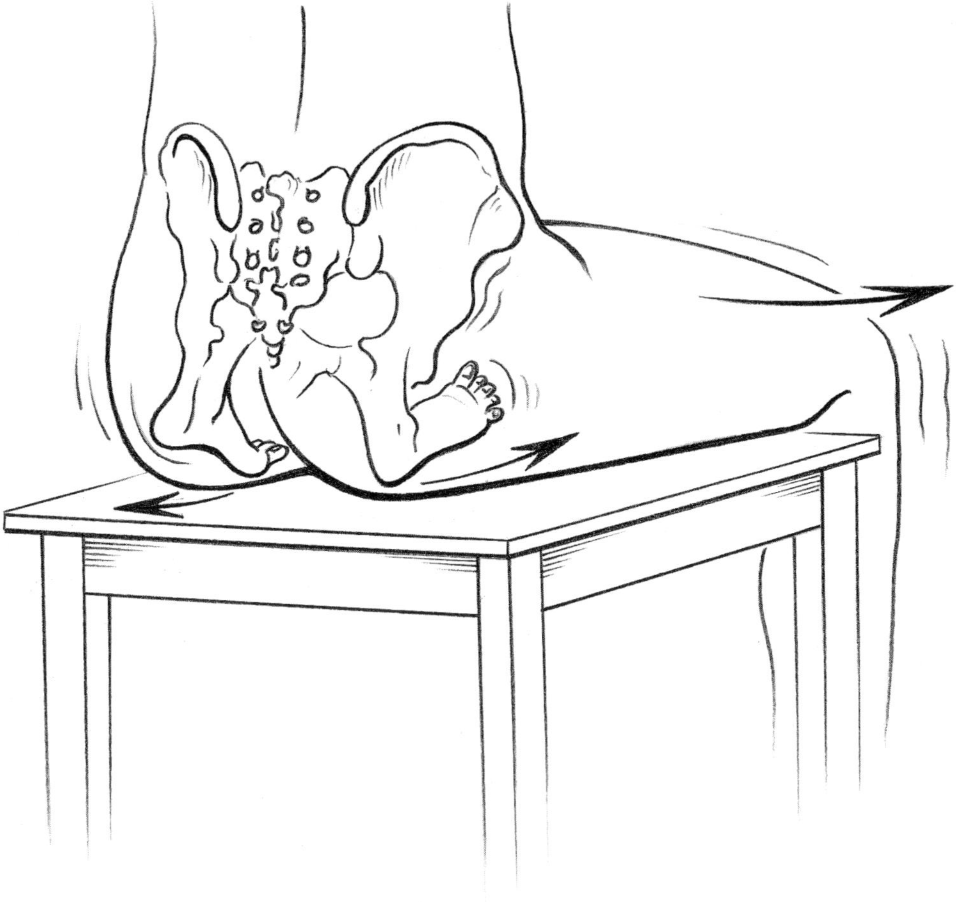

5. Wir versuchen, die Sitzhöcker etwas zusammenzuziehen und wieder zu entspannen. Dabei können wir uns vorstellen, dass wir mit den Sitzhöckern einen Wollknäuel zusammendrücken und wieder loslassen.
6. Wir pausieren nun mit einer Atemübung: Stellen Sie sich vor, Sie könnten zwischen die Sitzhöcker hineinatmen. Spüren Sie, wie die Sitzhöcker beim Einatmen etwas auseinander weichen und beim Ausatmen wieder etwas zusammenkommen? Jede Atmung ist auch ein kleines Training für den Beckenboden.

Zum Schluss seien noch zwei spielerisch-»fortgeschrittene« Übungen mit den Aktiva-Bällen genannt:

7. Legen Sie die Bälle möglichst unter die Sitzhöcker Ihres Gesäßes und versuchen Sie, darauf zu balancieren. Falls dies unangenehm ist, können Sie noch ein Tuch über die Bälle legen. Wie fühlt sich das Becken an, wenn Sie die Bälle wieder weggenommen haben?
8. Legen Sie zusätzlich zwei Bälle unter die Füße und versuchen Sie zu balancieren, ohne den Boden zu berühren.

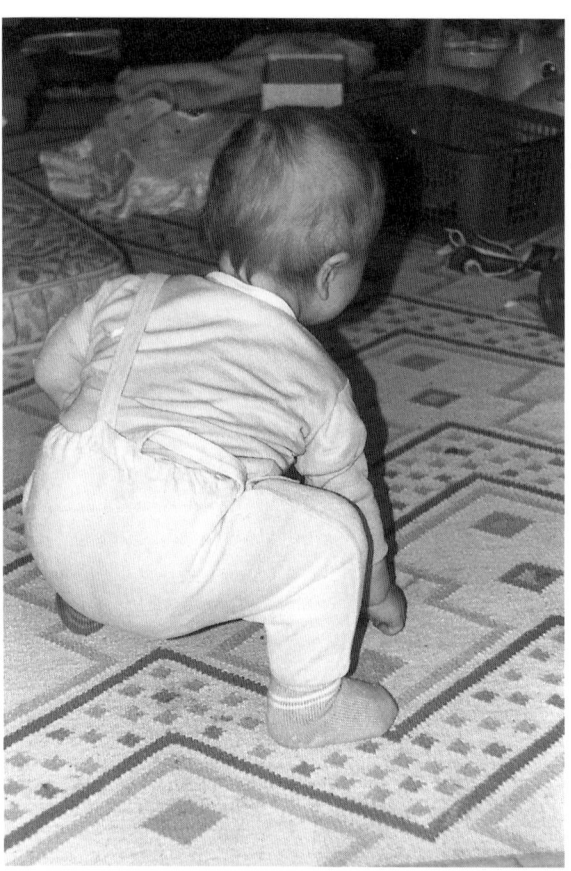

Wirksames Aufstehen und Absitzen

Von Kindern können wir viel über die richtige Haltung für das Absitzen, Aufstehen und für das Anheben von schweren Objekten lernen. Betrachten Sie beispielsweise die wunderbar ausgeglichene Haltung des zweijährigen Kindes in der Abbildung. Gestützt vom Steißbein und Beckenboden entwickelt sich eine klare Aufrichtung durch die Wirbelsäule: der breitbeinige Stand mit nach vorn gerichteten Füßen und Knien; die tief gefalteten Hüftgelenke, um zur Entlastung des Rückens die Gesäßmuskeln besser einsetzen zu können. Ein zweijähriger Rückenschullehrer!

1. Wir beginnen mit einem Experiment: Können wir aufstehen und dabei die Arme und Schultern ganz locker lassen?
2. Wir stellen uns vor, die Sitzhöcker schieben uns beim Aufstehen nach oben, als wäre zwischen ihnen ein fliegender Teppich aufgespannt. Genauso sanft gleiten wir auf diesem Teppich wieder nach unten.
3. Wir stellen uns vor, ein am Schambein befestigter Faden zieht uns hoch ins Stehen und dann weiter in ein Gehen nach vorn durch den Raum. Beim Absitzen bremsen wir mit den Sitzhöckern ab, als wären sie Bremsraketen einer Raumfähre.
4. Wir stellen uns vor, angenehm warmes Wasser fließt beim Aufstehen über unseren Rücken hinunter. Beim Hinsetzen spüren wir, wie Sand aus den Knien fließt.

Das körperfreundliche Büro

Meine Empfehlungen für die Arbeit im Büro entsprechen kaum der Verbrauchernorm. »Nicht immer teurere, bessere Stühle, sondern immer billigere, einfachere«, lautet meine Devise. In Kursen werde ich oft gefragt, welche Stühle zu empfehlen seien. Die Antwortet: »Ein Holzstuhl, eventuell noch mit einem bunten Kissen bestückt.« Ein zu bequemer Bürostuhl verleitet zum schlaffen Sitzen. Wählen Sie einen Stuhl, der Sie dazu »zwingt«, ab und zu aufzustehen und sich zu bewegen.
Sitzen Sie möglichst variiert: auf einem Ball, ja sogar auf dem Boden, falls die Umstände es zulassen, oder arbeiten Sie ab und zu im Gehen oder im Stehen. Oft benutzte Utensilien wie Couverts oder Briefmarken sollten nicht bequem in Griffnähe sein, sondern eine gekonnte Bewegung oder sogar einen kleinen Gang herausfordern. Wie gesagt: kaum das Konzept eines effizienten Büros. Falls Sie dieses Sitzen jedoch ausprobieren, wird Ihr Körper Sie lieben.

Schulterentspannung mit Bällen und Dehnen

Es folgt eine Serie von Übungen, welche Sie im Büro ausführen können, ohne dabei zu sehr als Außenseiter aufzufallen. Ja, es könnte sogar sein, dass sich Ihre Kollegen/Innen dazu mitreißen lassen, einige dieser Experimente mitzumachen.

1. Nehmen Sie Ihre Bälle und legen Sie sie einige Augenblicke in Ihre Achselhöhlen. Drücken Sie eine Minute lang rhythmisch gegen die Bälle. Nehmen Sie nun die Bälle weg und spüren Sie Ihre Schultern: Sind sie lockerer geworden?
2. Legen Sie die Bälle wieder unter die Achselhöhlen. Heben Sie Ihre Schulterblätter in die Höhe, senken Sie sie wieder, und stellen Sie sich dabei vor, dass die Schulterblätter bis zum Boden fallen. Heben Sie Ihre Schulterblätter in die Höhe, und lassen Sie sie entspannt nach unten fallen. Stellen Sie sich vor, dass die Schulterblätter wie Getreidesäcke auf den Boden plumpsen.
3. Legen Sie Ihre rechte Hand auf die linke Schulter und neigen Sie Ihren Kopf vorsichtig nach rechts, bis Sie eine leichte Dehnung der Halsmuskulatur spüren. Atmen Sie möglichst ruhig und entspannt. Stellen Sie sich vor, dass die Schultermuskeln wie Vanilleeis in der Sonne schmelzen. Heben Sie Ihren Kopf langsam wieder in die aufrechte Haltung und vergleichen Sie Ihre Schultern.
Nun legen Sie Ihre linke Hand auf die rechte Schulter und neigen Sie den Kopf vorsichtig nach links, bis Sie eine leichte Dehnung der Halsmuskulatur spüren. Atmen Sie möglichst ruhig und entspannt. Stellen Sie sich vor, dass die Schultern jetzt wie Butter schmelzen. Heben Sie Ihren Kopf langsam wieder in die aufrechte Haltung.
4. Strecken Sie die Arme nach vorn und beugen Sie Ihren Rücken. Versuchen Sie nun, Ihre Schultern ein wenig anzuheben und wieder nach unten zu drücken. Stellen Sie sich vor, dass die Muskeln zwischen den Schulterblättern wie frischer Teig gedehnt werden.
5. Entfernen Sie die Bälle, und genießen Sie Ihr neues Schultergefühl!

Augenentspannung im Büro

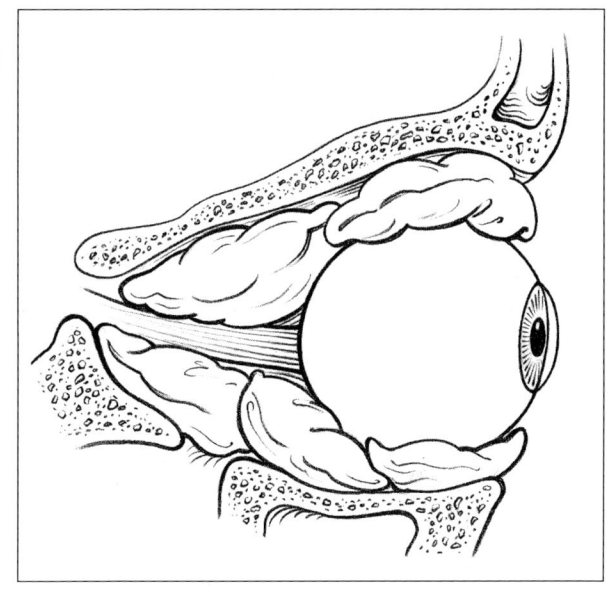

Die Augen befinden sich in den konisch pyramidenförmigen Augenhöhlen und sind umgeben von Augenmuskeln und Polsterfett. Im Inneren des Auges befindet sich eine klare Flüssigkeit. Vor allem, wenn man viel am Bildschirm arbeitet, ist es von großer Wichtigkeit, die Augen regelmäßig zu entspannen. Waschen Sie vor der nächsten Übung die Hände, auch wenn die Hände sauber sind, denn es geht darum, den Augen ein frisches Gefühl zu vermitteln.

1. Wir umfahren mit unseren Fingern unsere Augenhöhlen. Wir werden uns bewusst, dass die Augenhöhlen aus vielen einzelnen Knochen gebildet werden. Diese Tatsache hilft, zu spüren, dass sich das Auge nicht in einer starren Kapsel befindet, sondern von minimal bewegungsfähigen Knochen und einem Fettpolster umgeben ist: Unter dem Auge befindet sich der Oberkieferknochen, außen am Auge das Schläfenbein, oberhalb des Auges das Stirnbein, und die Innenseite des Auges wird von verschiedenen dünnwandigen Nasenknochen gebildet. Allein schon dieses Bewusstsein kann helfen, unsere Augen zu entspannen.
2. Wir legen die im Idealfall frisch gewaschenen Hände über die Augen. Wir stellen uns vor, dass die Augen weich in den Augenhöhlen eingebettet sind. Es ist fast so, als wären die Augen von Seidenkissen umgeben, in die sie mit einem Seufzer der Entspannung hineinsinken dürfen.
3. Wir stellen uns vor, dass sich die Augen mit kristallklarem Quellwasser anfüllen, während jede Art von Trübung aus den Augen abfließt.

Frische Luft für die Zellen

Wir stehen auf und öffnen das Fenster, um einen Augenblick die frische Außenluft in uns aufzunehmen. Dabei stellen wir uns vor, dass jede Zelle in unserem Körper durchlüftet wird. Für die besonders Vorstellungstüchtigen hier noch ein weiterer Vorschlag: Visualisieren Sie, dass die einzelnen Zellmembranen im Windhauch ein wenig bewegt werden, fast so wie Segel, die luftig im Wind flattern.

Waldluft im Büro

Falls Sie das Fenster nicht öffnen können, so ist es immerhin möglich, sich vorzustellen, dass Sie im Wald sitzen, umringt von der lebenden Energie der Bäume und der Pflanzen. Stellen Sie sich auch die Waldgeräusche und den angenehmen Geruch der Pflanzen vor. Spüren Sie, wie jede Zelle in Ihrem Körper durch diese angenehme Umgebung erfrischt und zum tieferen Atmen angeregt wird.

Seeanemonen im Büro

In der folgenden Übung werden wir das durch die geschäftlichen Probleme des Tages möglicherweise etwas angespannte Gehirn lockern. Dass eine solche Entspannungsübung überhaupt möglich ist, mag überraschen, doch jeder Teil des Körpers kann gelockert werden, oder haben etwa nur unsere Muskeln dieses Privileg? Entspannung bedeutet, dass wir gerade so viel Energie für eine Tätigkeit aufwenden, wie dazu unbedingt nötig ist. Wer entspannt arbeitet, ist konzentrierter.

Unser Gehirn und das Rückenmark schweben in einer Flüssigkeit, die sich »Liquor« nennt. Diese Flüssigkeit umgibt schützend, nährend und Schläge abdämpfend die wertvolle Hirnmasse. Das Gehirn lediglich als Befehlshaber, der unseren Körper zu Höchstleistungen ermahnt, zu empfinden,

widerspricht der Tatsache, dass dieses Organ sich in einer permanenten Badekur befindet. Der letztere Gedanke ist hoffentlich wohltuend für unsere Nerven.

Wir stellen uns vor, dass das Gehirn samt Rückenmark als langer Schwanz in angenehm körpertemperiertem Wasser schwimmt – wie eine Seeanemone. Betrachten Sie dieses Bild (siehe auch Seite 70) einige Minuten lang, und wenn Sie möchten, dann bewegen Sie sich dabei.

Zen und die Kunst des Staubsaugens

Eine körperbewusste Bewegung kann eine langweilige Arbeit interessant machen. Anstatt sich mit anstrengender Haushaltsarbeit zu zermürben, verwandeln wir sie einfach in ein Spiel.

Staubsaugen

Holen Sie den Staubsauger, und stehen Sie gleichmäßig auf beiden Beinen, mit dem Staubsaugerschlauch in der Hand. Stellen Sie sich folgende Frage: »Kann ich beim Staubsaugen die Schultern locker lassen und ruhig und entspannt atmen?« Auch wenn die Antwort »Nein« sein sollte, fahren Sie mit dem Experiment fort. Stehend und mit dem Staubsauger in der Hand, stellen Sie sich vor, wie Ihre Schultern schmelzen wie warmer Honigwachs. Spüren Sie, wie der Wachs schmilzt. Vielleicht riechen Sie sogar seinen angenehmen Duft. Beobachten Sie nun Ihre rhythmischen Atemzüge. Wenn Sie dabei lachen müssen, weil dies offensichtlich ein Experiment mit einer gewissen Komik ist, umso besser.

Nun beginnen Sie mit der eigentlichen Arbeit. Zunächst sollte es nicht so sehr darauf ankommen, wie schnell Sie sind. Während der Arbeit richten Sie Ihre Aufmerksamkeit auf Ihre Schultern und dann wieder auf Ihre Atmung. Vielleicht fällt es Ihnen schwer, an schmelzende Schultern zu denken und dann auch noch richtig Staub zu saugen. Doch mit der Zeit wird Ihr Körper lernen, spontan

und ohne daran zu denken, viel lockerer zu arbeiten. Sie können sich daran erinnern, wie es in der Fahrschule war, als Sie sich noch jeden Handgriff genau überlegen mussten.

Nach etwa drei bis vier Minuten können Sie aufhören und sich wieder ruhig hinstellen. Konzentrieren Sie sich erneut auf die Schultern, die wie Schlagsahne an Ihrem Körper entlang nach unten rinnt. Denken Sie an Ihre Atmung, die weich und tief ist. Sie können sich vorstellen, dass die Luft, die Sie einatmen, Ihre Lungen so entspannt, als würden sie durch die Luft innerlich massiert werden.

Wiederholen Sie die Sequenz »Stehen-Konzentrieren/Arbeiten-Konzentrieren« dreimal. Am Schluss stellen Sie sich folgende Frage: »Fühle ich mich jetzt entspannter als vor der Arbeit?« Viele stellen jetzt fest, dass sie tatsächlich nach dieser Arbeit lockerer geworden sind. Wir bemerken, dass Haushalts- und auch andere Arbeit den Körper lockern kann.

Gartenpflege und Rückenpflege

Sobald Sie den Spaten in die Hand nehmen, denken Sie daran: Die Grab-Bewegung darf nicht durch das Krümmen des Rückens, sondern durch das Beugen der Beine und das Senken des Schwerpunkts ausgelöst werden. Dies setzt die Dehnfähigkeit des Beckenbodens voraus, denn mangelnde Beweglichkeit in den Hüftgelenken findet hier ihren Ursprung. Gewiss, für viele Menschen ist das nicht so einfach, aber gerade deshalb sollte es vermehrt geübt werden, denn die Alternative ist eine enorme Belastung für die Wirbelsäule. Kinder wissen spontan, wie man richtig gräbt, bis wir ihnen mit verkrampften Vorbild zeigen, wie sie Kunden von Rückenschulen werden können.

Kopfweh

Der Schädel ist keine harte Nuss, die unser Gehirn gefangen hält. Wir lösen uns von dieser ungünstigen Vorstellung und stellen uns vor, wir können in den Kopf atmen. Wir spüren die Atembewegung des Schädels. Das ist schwierig. Deshalb klopfen wir mit den Fingern ganz locker den Kopf

ab, mit dem Wissen, dass der Schädel aus vielen einzelnen Knochen besteht. Danach versuchen wir nochmals, in den Kopf hineinzuatmen.
Viele Menschen berichten, sie hätten dabei ein viel lockereres Gefühl und könnten sich besser vorstellen, die Atembewegung im Kopf zu spüren. Diese Kopfbewegungen beim Atmen kann man beim Neugeborenen deutlich sehen. Ein Baby bietet den besten Anschauungsunterricht für die Atmung mit dem ganzen Körper.

Gehen wie auf Federn

Gehen ist ein wunderbares Fitness-Center, das leider dabei ist, seine Türen zu schließen. Wenn man Amerika – ein Land, das uns in vielen Dingen immer voraus war – als Vorbild nimmt, dann steht es übel um das Gehen: Es stirbt aus. In den USA ohne Automobil von Punkt A nach B zu kommen, gleicht einem Hindernislauf ohne Lauf-Teil. Leider verhält es sich mancherorts in europäischen Breitengraden nicht besser.

Beinschwingen

Wir stehen mit einem Bein auf einem Treppenabsatz, halten uns mit einer Hand am Geländer fest und lassen das andere Bein über den Rand der Treppe hängen. Wir schwingen dieses Bein locker hin und her, als wäre es ein Tau, welches vom Hüftgelenk nach unten hängt. Nach etwa zwei bis drei Minuten gehen wir ein wenig hin und her und vergleichen das Gefühl in den Beinen.
Eine Variante dieser Übung hilft auch, den viereckigen Lendenmuskel zu lösen. Dies gibt der Wirbelsäule eine bessere Unterstützung und hilft, die Schultern zu entspannen.
Stellen Sie wiederum ein Bein auf die Treppenstufe, und lassen Sie das andere Bein hängen. Langsam senken Sie die Beckenhälfte des Beines, welches über die Stufe nach unten hängt. Wiederholen Sie mehrere Male dieses Senken, und

konzentrieren Sie sich auf das Gewicht des Beines. Bevor Sie die andere Seite trainieren, gehen Sie einige Schritte, spüren den Rücken und vergleichen die linke und die rechte Schulter.

Rückenwind

Wir stellen uns vor, dass ein angenehm temperierter Rückenwind uns beim Gehen vorwärts treibt. Es ist fast so, als würden die Beine von selbst nach vorn schwingen. Und hier noch eine Nuance stärker: Unsere Körpermitte befindet sich vor dem Kreuzbein. Wenn wir uns also vorstellen, dass der Schub von hinten gegen diesen Knochen stößt (siehe Abbildung), gelingt ein besonders lockeres Gehen oder Springen.

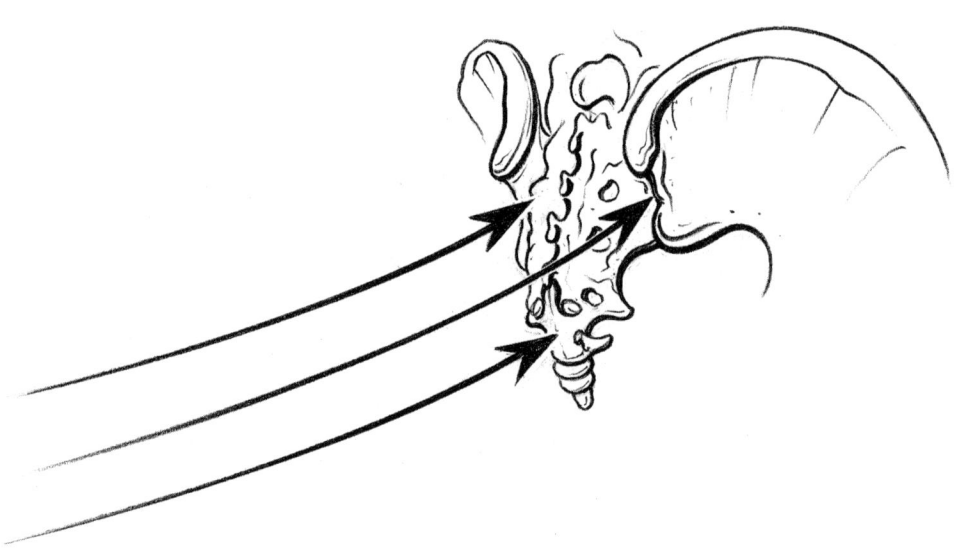

Fäden an den Zehen

Wir stellen uns vor, dass Fäden an den Zehenspitzen befestigt sind. Diese Fäden ziehen unsere Füße beim Gehen rhythmisch vorwärts.

Bandscheibenballone

Wir stellen uns vor, unsere Bandscheiben sind kleine Ballone, welche mithelfen, die Wirbelsäule aufzurichten. Diese kleinen Ballönchen geben den Wirbelkörpern von unten her Auftrieb, so dass unsere Wirbelsäule förmlich durch die Gegend schwebt.

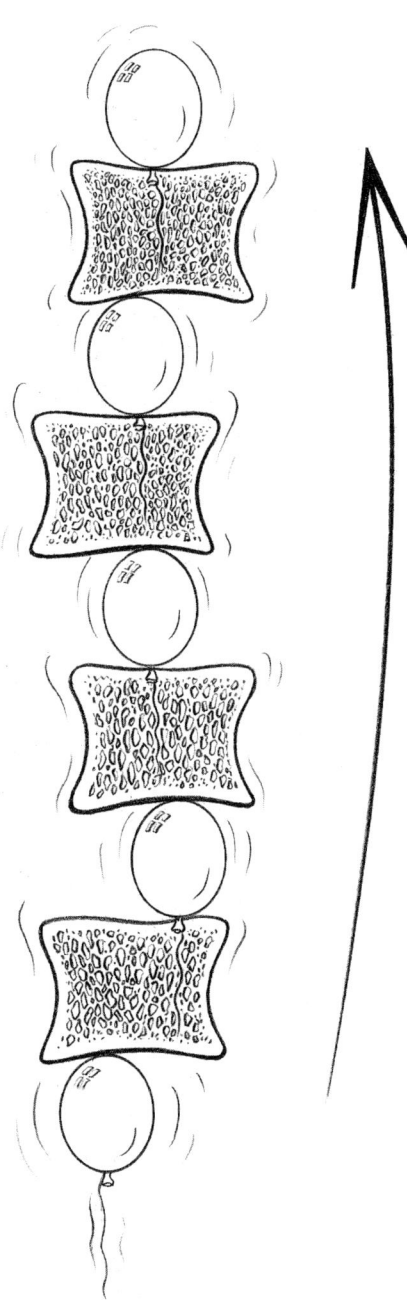

Training in der Warteschlange

Neben den Haupttrainingsmöglichkeiten, die wir oben ausführlich besprochen und vorbereitet haben, gibt es natürlich fast jeden Tag noch viele kleine Augenblicke, die ein durchaus passables Training gestatten. Ärgern Sie sich also nicht, wenn der Zug Verspätung hat, sondern nutzen Sie die geschenkten zehn Minuten, um Ihre Haltung im Stehen zu verbessern (an der Tatsache, dass wir zu spät zur Sitzung kommen, können wir sowieso nichts mehr ändern, aber dafür sorgen, dass wir in einem perfekten mental-physischen Zustand ankommen). Anstatt sich also im Stundenstau zu verkrampfen, nutzen Sie lieber die Gunst des Augenblicks, um lockere Nacken- und Schultermuskeln herzuzaubern, tief zu atmen und Energie zu tanken.

Die erste Rippe schweben lassen

Weil die erste Rippe das Gewicht des gesamten Schultergürtels auf die Wirbelsäule überträgt, sind der obere Rücken und der Nacken oft verkrampft und schmerzen. Wir stellen uns vor, dass unsere erste Rippe wie der oberste Ring eines Faltenlampions im Raum schwebt. Unser ganzer Brustkorb ist der entspannte Rest des Lampions, unser Herz ist das zentrale Licht.

Treppensteigen als Genuss

Wir kommen nun zum Aerobic-Teil unseres Alltags, denn wir werden lernen, jede Treppe, die wir antreffen, in einen Fitnessschmaus zu verwandeln.
Ein Blick in die Großstadt: Es graust nicht nur den Rollstuhlfahrer, wenn weit und breit nur Treppen zu sehen sind. Der Fußgänger in der U-Bahn hat sich schon lange daran gewöhnt, dass irgendein Kraftwerk in der Ferne dafür sorgt, dass er ohne eigene »Beinarbeit« die Treppen hochkommt. Einerseits müssen korrekte Stege und Aufzüge für Behinderte vorhanden sein, andererseits sollten diejenigen

mit gesunden Beinen die Chance haben, beim Treppensteigen ihre Fitness auf gelenkschonende Weise verbessern zu können.

Die Marionette

Wir stellen uns vor, dass wir eine Marionette sind, welche mit Hilfe von Schnüren locker die Treppen hochgezogen wird. Schnüre setzen bei unseren Knien an und ziehen unsere Beine hoch. Eine Schnur befindet sich am Kopf und sorgt für die Aufrichtung der Wirbelsäule. Wieder eine andere Schnur geht von den Ellenbogen aus und sorgt für leichte Arme.
Beim Treppenhinuntersteigen sorgen dieselben Schnüre für ein langsames, kontrolliertes Senken der Beine. Der Fuß wird sanft auf die Treppenstufe aufgesetzt.

Der Ball

Wir stellen uns vor, dass wir wie ein lockeres Bällchen von Stufe zu Stufe hüpfen. Dies ist ein gutes Bild fürs Jogging.

So, wie man einschläft, so wacht man auf

Der Schlaf ist die gottgegebene Chance aufzutanken. Wenn wir sie vermasseln, steht es nicht gut um unsere Energie. Dabei kommt es nicht allein auf die Länge des Schlafens an, sondern auf die Qualität. Genauso wichtig wie ein gutes Bett ist die geistige und körperliche Vorbereitung. Erschöpft ins Bett zu sinken, ist keine gute Voraussetzung für einen erholsamen Schlaf.
Es wird viel darüber gesprochen, dass es nicht gesund ist, vor dem Schlafen ausgiebig zu speisen. Dasselbe gilt auch für geistige Nahrung: Was man vor dem Ein-

schlafen liest, ist keine Nebensache. Was man zuletzt liest, wirkt während der Nacht auf den Organismus ein. Idealerweise liest man aufbauende philosophische Gedanken oder Literatur, die eine positive Botschaft in sich trägt. Krimis und Gruselgeschichten sind nicht sehr förderlich für guten Schlaf, weil sie sich in unsere Träume einweben und Unruhe stiften können.

Der Sportlerschlaf

Der Abend ist eine ideale Zeit für die KR (siehe Seite 58 ff.). Deshalb ist es sehr zu empfehlen, sich mindestens 15 Minuten Zeit für die KR zu nehmen. Es lohnt sich, denn man schläft tiefer und fühlt sich am nächsten Tag frischer und erholter. Einige Ideen für die Einschlaf-Konstruktive Ruhe sind:

1. Körperteile wie Mehlsäcke plumpsen lassen
2. Sich in der Lehmform wuseln
3. Den Rücken am Boden ausbreiten
4. Die Beine über einem imaginären Kleiderbügel hängen lassen
5. Wählen Sie eine der vielen in diesem Buch beschriebenen KR

Die Mutter Erde spüren

Wir legen uns auf einer weichen Unterlage auf den Bauch. In dieser Lage können wir die Bauchatmung sehr gut spüren. Der Bauch dehnt sich beim Einatmen gegen den Boden aus und entspannt sich beim Ausatmen. Beim Einatmen spüren wir den Druck des Bauches gegen den Boden. Wir stellen uns vor, dass wir auf der runden Erdkugel liegen. Es ist fast so, als würden wir die Erdkugel umarmen. Wir stellen uns sogar vor, dass die Erde unter uns atmet.
Nach einigen Minuten versuchen wir, die Erde unter uns mit den Händen und dem ganzen Körper sanft zu ergreifen. Auf diese Weise erhöhen wir die Spannung auf der Vorderseite des Körpers, was hilft, die Rückseite des Körpers zu entspannen.

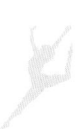

Beweglich mit Bällen am Abend

Übungen mit den Aktiva-Bällen (siehe auch Seite 176) sind sehr geeignet für den Abend. Damit sorgen wir dafür, dass wir mit möglichst lockerem, entspanntem Körper einschlafen.

Die Bälle bauen die Kraft der Kleinstmuskulatur wirksam auf und sorgen auf diese Weise für äußerst schonende Gelenkbewegungen. Wir wenden dabei mentale Bilder an, um die Wirkung der Bälle noch zu verstärken. Wer die Bälle einmal kennt, möchte sie nicht mehr missen.

Die Bälle wirken wie ein Kugellager zwischen dem Boden (oder einem Tisch) und Ihrem Körper. Sie ermöglichen subtile Bewegungsauslösungen, die enorm entlastend auf die Muskulatur wirken.

Weil wir mit den Bällen im Liegen arbeiten, ist die Haltungsarbeit ausgeschaltet, und wir können uns ganz auf die Bewegung konzentrieren. Hier die wichtigsten Wirkungsweisen der Bälle:

1. Mechanische Massage der Muskeln und Lösen von Bindegewebeverhaftungen, was die Beweglichkeit verbessert.
2. Gelenke werden geschmiert, die Durchblutung der Muskeln verbessert. Der Ball komprimiert die Gefäße und lässt sie gleich wieder in ihr volles Volumen zurückfinden. Dieses Dehnen und Weiten der Gefäße erlaubt eine bessere Entschlackung des Gewebes, wärmt das Gewebe, was wiederum die Zähflüssigkeit der Muskeln verhindert.
3. Die Mikrobewegungen, die wir beim Rollen auf Bällen ausführen, entlasten chronische Haltungsmuster und bauen neue auf. Unsere Haltung und Bewegungen haben Bewegungsmuster als Basis, die wir als Babys und sogar schon vor der Geburt aufgebaut haben.
4. Entscheidend für den Erfolg des Ballrollens ist die Atmung. Die Bälle sind wie ein Radar, der uns die genaue Lage von Muskelverspannungen anzeigt. Unsere Atmung kann somit zielgerichtet einen betroffenen Muskel durchdringen und die Verspannung auflösen. Mit der Ausatmung fließen die Spannungen in den Boden ab wie Abwasser ins Abflussrohr.

Je vollständiger die Ausatmung, desto mehr Spannung wird abgebaut. Sobald wir mit dem Ball eine schmerzende Stelle entdecken, besteht jedoch die Tendenz, die Atmung zu verkrampfen. Doch mit der Zeit merken wir, dass der Schmerz sich sofort verringert, wenn wir in das Zentrum des Schmerzes hineinatmen, den Schmerz einfangen und auflösen. Und wenn wir eine Spannung irgendwo im Körper lösen, reagiert der gesamte Körper mit einer Entspannung. Wir sind also nur so entspannt, wie die angespannteste Stelle im Körper ist.

Die wichtigsten Merkpunkte für das Rollen auf den Bällen sind:
1. Langsam und kontinuierlich bewegen. Das Ballrollen gleicht einem sehr langsamen Tanz auf den Bällen. Eine möglichst fließende Bewegung ist dabei am wirksamsten.
2. So locker wie möglich atmen, ab und zu seufzen oder gähnen, je nach Lust und Laune.
3. Sich vorstellen, dass der Ball dieses Vergnügen auslöst.
4. Bei starken Schmerzen, Schwindel oder Kribbeln in den Armen die Bälle wegnehmen.
5. Nicht auf zu harten Bällen rollen.

Das Becken und Kreuz lockern

Wir legen die Bälle unter das Gesäß und beginnen, das Becken langsam zu bewegen. Wir versuchen dabei, in unserer Ausführung möglichst variiert zu sein. Wir bewegen das Becken seitlich, vor- und rückwärts und drehen es auf kreative Weise.

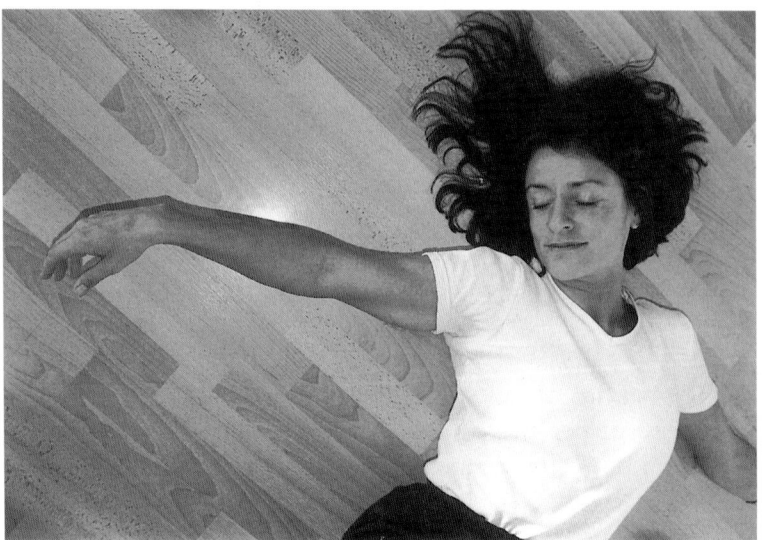

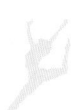

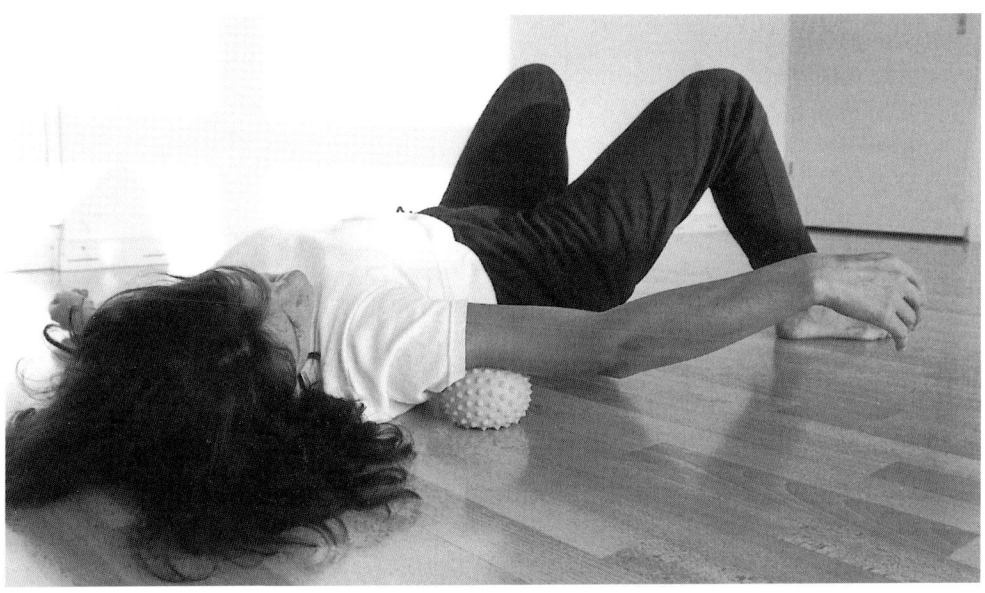

Bewegliche Schultern kreieren

1. Wir legen einen Ball unter den rechten Oberarm.
2. Wir bewegen den Oberarm auf vielfältige Weise.
3. Wir versuchen, dabei auch Bewegungen vom Schulterblatt auszulösen.
4. Wir vergleichen die beiden Schultern, bevor wir dasselbe auf der linken Seite ausprobieren.

Breiten Rückenmuskel und Brustmuskel lösen

1. Wir legen zwei Bälle unter den oberen Rücken und einen Ball unter den Kopf.
2. Wir heben die Arme senkrecht in die Höhe.
3. Wir senken die locker ausgestreckten Arme neben dem Kopf langsam unten. Während dieser Übung stellen wir uns immer wieder vor, dass die Wirbelsäule zum Boden hinunter sinkt.
4. Wir wiederholen diese Sequenz dreimal, dann entfernen wir die Bälle und spüren unseren Rücken.

Lockere Nackenmuskeln herbeizaubern

Bei dieser Übung kreieren wir Bewegungsfreiheit zwischen Hinterkopf und Nacken. Oft bewegen wir uns so, als wären diese beiden Stellen zusammengewachsen. Besonders für Dreh- und Wendebewegungen, aber auch für die gesamte Wirbelsäule, ist es besonders wertvoll, wenn sich die Nackenmuskeln lösen. Obwohl viele von uns eine gerundete Brustwirbelsäule haben (schlaffe Haltung im Oberkörper), sorgen die Kopfstellreflexe dafür, dass der Kopf trotzdem aufgerichtet bleibt und die Augen nach vorn zeigen. Die Folge sind chronisch verkürzte Nackenmuskeln. Deshalb sollte diese Übung mit äußerster Achtsamkeit ausgeführt werden. Beim kleinsten Zeichen von Schwindel sollte man den Ball entfernen und sich ausruhen, bis diese Anzeichen verschwunden sind.

1. Wir legen einen Ball unter den Kopf. Der Boden sollte so beschaffen sein, dass der Ball nicht rutscht.
2. Der Ball sollte so groß sein, dass die Halswirbelsäule nicht abgeknickt wird.
3. Langsam drehen wir den Kopf auf dem Ball zur Seite, unsere Blickrichtung ändert sich, wir schauen immer mehr zur Seite. Diese Bewegung sollte möglichst fließend ausgeführt werden.
4. Wir drehen den Kopf nur so weit, wie dies als angenehm empfunden wird und drehen ihn langsam wieder zurück.
5. Nun führen wir die Bewegung langsam auf die andere Seite aus. Wir achten dabei auf Unterschiede zwischen der Leichtigkeit der Ausführung nach links und nach rechts.
6. Wiederholen Sie die Bewegung nach Belieben.
7. Spüren Sie nach, was sich in Ihrem Nacken- und Rückengefühl geändert hat.

**Wirbelsäulengedanken
fürs Stehen und Gehen**

Der Atlas trägt den Kopf.
Der Kopf ruht auf dem Atlas.
Wer war zuerst?

Der Kiefer dreht im Schädel.
Der Schädel dreht um den Kiefer?
Wer war zuerst?

Der Kopf sitzt auf einem Turm
aus Bandscheiben und Wirbelkörpern.
Die Fortsätze der Wirbelsäule sind frei.
Sie wehen wie Fähnchen im Wind.

Hundert Gelenke in der Wirbelsäule,
Sie entscheiden sich für die Lockerheit.

Luftbläschen kitzeln
die Vorderseite der Wirbelsäule
nach oben.

Jede Bewegung wird vom Raum
getragen.

Ich spüre die Atmung in den Füßen.
Wie Luftkissenboote federn sie sanft
meine Schritte ab.

Meine Gedanken ruhen.
Die Zellen sind zufrieden.
Halleluja tönt es durch die
Körperräume.

Register

A
Achse	72
Aktiva-Ball	95, 102, 152f.
Alltag	14, 141
Alltagsbewegung	109
Arthrose	34, 38, 43, 111
Atembewegung	162
Atemorgane	26
Atemrhythmus	139
Atemübung	155
Atemvolumen	126
Atlas	87
Atmung	133, 144
Aufmerksamkeit	143
Augen/Augenhöhle	159

B
Bandscheiben	79, 165
Bauchmuskel	72, 115
Bauchorgan	95
Bauchspeicheldrüse	115
Beckenboden	104, 114, 135, 155
Beckenbodenmuskel	105
Beckenorgan	95
Beckenschaufel	90
Berührung	29f.
Beweglichkeit	18, 31, 34, 37, 151, 169
Bewegungsapparat	80, 109
Bewegungsfreude	13, 20
Bewegungsgefühl	56
Bewegungsgewohnheit	91, 35, 55
Bewegungskontrolle	32, 37
Bewegungskoordination	53
Bewegungslust	27
Bewegungsmuster	54, 58, 81
Bewegungsökonomie	12
Bewegungsphantasie	63
Bewegungsverhalten	80
Bewegungsvielfalt	25, 52
Bewegungsvorstellung	35
Bindegewebe	18
Blase	120, 122
Blutkörperchen, rote	139
Blutkreislauf	133
Brustbein	102f., 115
Brustkorb	31, 33, 93, 148

C
Chip, kinästhetischer	46
Clark, Barbara	50

D
Darmbeinmuskel	90
Darmgekröse	116
Dehnen	18
Dehnfähigkeit	163
Dehnmethode	92
Disbalance	55
Diskus	84
Doppel-S-Kurve	75
Drüsensystem	43
Dura Mater	89
Durchblutung	169

E
Einatmen	108, 135, 137
Einschlafen	167f.
Einschlaf-Konstruktive-Ruhe	168
Ellbogengelenk	34
Embryo	27
Enddarm	111
Entspannung	51, 57
Ernährung	131

F
Fitness	11, 13, 29, 141
Fitness-Studio	27
Fließen	37
Fuß	21, 31, 42, 149, 151
Fußgänger	167
Fußgelenk	34
Fußgewölbe	149

G
Ganzkörperatmung	138
Gedanken	23
Gehen, locker	165
Gelenk	18, 26f., 33
Gelenkausschlag	37
Gewicht	101
Gleichgewicht	130f.
Gleitfähigkeit	37
Gymnastik	109, 125

H
Halsmuskel	87
Haltung	91, 109, 119, 156
Haltung, schlaffe	104
Haltungsarbeit/Haltungsmuster	169
Haltungsschulung	71
Haltungsverbesserung	99
Hand/Handgelenk	34, 144
Haut	29, 139
Herz	104, 125
Herzlifting	128
Hirn (-zelle)	11, 29, 46, 101
Hohlkreuz	94
Hohlkreuzposition	97
Hüftbeuger	90
Hüftgelenk	34, 163

I
Ideokinese	50f., 70
Iliopsoas	90
Immunsystem	38

J
Jogging	167

K
Kiefer	83
Kiefergelenk	34, 83
Kind/Kindheit	25, 26, 52
Klanghöhe	103
Kniebeuge	120
Kniegelenk	34
Knochen	18
Knochenmark	38
Knorpel	33
Konstruktive Ruhe	58f., 60ff., 63ff.
Konzentrationsfähigkeit	22
Koordination	51
Körperbewusstsein	31
Körpergefühl	14, 20
Körperhaltung	71, 86
Körperzelle	22f., 17, 22, 78, 102
Kraft	37, 43, 151
Kreativität	63
Kreuzbein-Darmbein-Gelenk	118

L
Lachen	22
Langsame Exzentrische Aktion (LEA)	93
Leber	115
Leichtigkeit	67
Leistungsdruck	109
Lendendarmbeinmuskel	90, 93
Lendenmuskel, viereckig	93, 163
Liquor	160

L (cont.)
Lockerheit	12, 37
Luftröhre	125
Lunge	18, 33, 125, 133f., 138

M
Magen	115
Marionette	167
Massage	18f.
Meditation, berührende	30
Mesenterium	116
Milz	115
Musik	122
Muskel	18, 27, 68
Muskel, überdehnter	35
Muskelfaser	34
Muskelspannung	45
Muskelverspannung	80

N
Nachtruhe	23
Nackenmuskel	14, 45
Nackenverspannung	87
Nervenentspannung	69
Nervensystem	58
Niere	91, 112, 115, 118, 120, 122

O
Organ/Organbewegung	18, 109, 112, 115
Organellen	131
Organverspannung	80
Osteoporose	38
Overball	114

P
Periost	40
Plasma	131
Präsenz	13, 32, 46

R
Rippe	137, 166
Rücken	21, 26, 64, 112, 119, 147, 162
Rückenmark	160
Rückenmuskel	72
Rückenschmerz	135

S
Sauerstoff	133
Schädel	83, 87f., 162
Schambein	106, 120
Schlaf	23
Schlankheitsstrategie	135
Schlaufen	37
Schmerzen	56
Schulter	14, 32, 101, 148, 158
Schulterblatt	31

Schulterentspannung	158	Ton	102
Schultergelenk	34	Training	13, 55
Schwere	67	Training, mentales	70
Schwertfortsatz	137		
Schwingung	44, 103	**V**	
Selbstheilung	22, 49	Vorstellung	43
Selbstheilungskräfte	17	Vorstellung, kinästhetische	45
Sitzen	154		
Sitzhöcker	86, 154ff.	**W**	
Skelett, primär	72	Wasser	37
Skelett, sekundär	72	Welle	37, 78
Spirale	37	Wirbelkörper	79
Spontaneität	25, 27	Wirbelsäule	14, 33, 55, 75, 77f., 87f., 95, 104, 162, 165
Sport	109		
Staubsaugen	161	Wirbelsäulenbewegung	72, 118
Stehen	149	Wirbelsäulengelenk	34
Steißbein	104, 106, 108, 115	Wirbelsäulenkurven, harmonische	90
Stimme	26	Wirbelsäulenmuskulatur	80
Stoffwechselfunktion	109		
Stress	10, 13f., 135	**Z**	
Stretching	35	Zehe	41
Sweigard, Lulu	50	Zelle	siehe Körperzelle
		Zellhaut	131
T		Zwerchfell	12, 40, 114, 125, 133ff.
Theraband	147	Zwerchfellbewegung	136
Todd, Mabel	50, 59	Zwerchfellkuppel	115

Adressen

Autorenanschrift:
Eric Franklin, c/o Institut für Imaginative Bewegungspädagogik,
Mühlestraße 28, CH-8623 Wetzikon

Beim Institut können kostenlos Prospekte über Kurse, Workshops und Ausbildungen zu verschiedenen Themen wie Beweglichkeit, Tanz und Rückenschulung angefordert werden.

Bestellung und Auskünfte über Therabänder, Aktiva-Bälle und Overbälle:
Jardin Medizintechnik AG, Feldmattsstr. 10, CH-6032 Emmen
Tel.: 041/260 11 80, Fax: 041/260 11 89

Weitere Bücher von Eric Franklin:
– 100 Ideen für Beweglichkeit, Ideokinese Verlag, Mühlestraße 28, CH-8623 Wetzikon
– Dynamic Alignment through Imagery, Verlag Human Kinetics, Champaign, II., U.S.A.
– Dance Imagery for Technique and Performance, Verlag Human Kinetics, Champaign, II., U.S.A.